Sisen Zhang
Lixiang Wang
Danyang Peng

Técnica inovadora de elevação e compressão abdominal RCP

Sisen Zhang
Lixiang Wang
Danyang Peng

Técnica inovadora de elevação e compressão abdominal RCP

ScienciaScripts

Cover image: www.ingimage.com

This book is a translation from the original published under ISBN 978-620-2-31070-3.

Publisher:
Sciencia Scripts
is a trademark of
Dodo Books Indian Ocean Ltd. and OmniScriptum S.R.L publishing group

120 High Road, East Finchley, London, N2 9ED, United Kingdom
Str. Armeneasca 28/1, office 1, Chisinau MD-2012, Republic of Moldova, Europe
Printed at: see last page
ISBN: 978-620-8-34257-9

SEQUÊNCIA

Tanto o protótipo da reanimação cardiopulmonar (RCP), como o método de despertar na fase inicial, a turbulência dos cavalos, o sopro no método de entubação nasal, como a tecnologia de emergência constituíam factores da RCP, como a compressão torácica, a reanimação artificial boca-a-boca, o choque elétrico, a compressão abdominal, foram os resultados da morte humana confrontada, da investigação e do reconhecimento gradual do mecanismo da morte, passo a passo. Por outras palavras, a técnica de primeiros socorros é quase tão antiga como a história da humanidade. Nos tempos antigos, a caça, a guerra e as duras condições de vida causavam mais vítimas, a antiga RCP desenvolveu-se sob condições simples, pelo que a RCP e os seus domínios conexos eram quase bruxaria. Desde o desenvolvimento da medicina moderna, com a expansão da biologia celular e molecular, da engenharia biológica e da física biológica, o envolvimento da informática e da tecnologia de materiais poliméricos, a difusão do conceito de medicina baseada em provas e o desenvolvimento da estatística, surgiram novas teorias e novas tecnologias na RCP, que entraram numa nova fase.

A *diretriz* actualizada *de 2015 da American Heart Association sobre RCP e CEC* foi mais científica, mais abrangente e mais fácil de implementar do que a diretriz anterior. O consenso de especialistas de 2016 sobre RCP com compressão abdominal na China introduziu novas ideias, novos métodos e novas tecnologias para a RCP. A RCP com compressão abdominal ultrapassou o gargalo da RCP-DST, a limitação, o defeito e a unilateralidade, e trouxe boas notícias para os pacientes com paragem cardíaca.

Todo o pessoal médico em trabalho clínico deve dominar a técnica essencial e mais importante de RCP para salvar vidas, e todos podem utilizar a tecnologia de RCP em qualquer altura. No entanto, qualquer pessoa tem a oportunidade e a energia para atualizar seu sistema de conhecimento de RCP e acompanhar os últimos desenvolvimentos em ressuscitação cardiopulmonar. Este livro não apenas atualiza o conteúdo em estrita conformidade com as *Diretrizes Internacionais de Ressuscitação Cardiopulmonar e Cardiovascular de Emergência de 2015,* com base no princípio da literatura baseada em evidências, e as referências são as informações publicadas atualizadas. Combinado com a experiência de prática clínica de emergência do autor. Este livro introduziu de forma abrangente e sistemática a fronteira teórica da RCP, as melhores práticas e os mais recentes progressos, mais novos métodos de RCP, a tecnologia de RCP abdominal continuou a introdução detalhada e exposta. Este livro aplica-se a todo o pessoal médico clínico do departamento de emergência, também pode ser aplicado a todos os tipos de faculdades de medicina e escolas e hospitais, o conteúdo da referência para formular o treinamento de RCP, aprendendo diferentes níveis médicos ou pessoal médico auxiliar para dominar as habilidades básicas comumente usadas RCP.

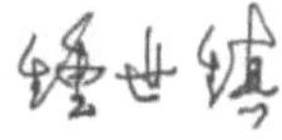

Professores Sénior, Universidade de Medicina do Sul da China

Académico sénior da Academia Chinesa de Engenharia

O fundador moderno da anatomia clínica na China

Defensores da investigação em medicina digital e digital na China

janeiro de 2018

PREFÁCIO

A tecnologia de reanimação cardiopulmonar é a principal competência dos trabalhadores médicos. O domínio e a aplicação da reanimação cardiopulmonar são os conhecimentos e as competências da educação médica e do treino de competências clínicas. A nova era da reanimação cardiopulmonar moderna começou na década de 1950. A RCP padrão é principalmente a compressão torácica, que ainda é usada até hoje. Com a paragem cardíaca e a reanimação cardiopulmonar relacionadas com o aprofundamento da investigação teórica de base e a promoção da aplicação clínica, centenas de peritos de todo o mundo abandonam a diferença regional e cultural entre os pontos de vista e os constrangimentos académicos e baseiam-se na medicina baseada em provas e na avaliação rigorosa das provas, o nível quantitativo de aconselhamento clínico. Após vários anos de esforços. O Guia Internacional de Ressuscitação Cardiopulmonar e Cardiovascular de Emergência de 2015 foi publicado em outubro de 2015. Um guia para novas diretrizes foi atualizado em 2010, o seu conteúdo atualizado rejeitou muitas ideias antigas, prestou mais atenção à cooperação de elementos como o tine, a integração com a equipa e a aceitação e aprovação de peritos e trabalhadores médicos de todo o mundo.

A RCP moderna já passou mais de meio século desde a sua criação, embora os académicos chineses e estrangeiros envolvidos na RCP e o pessoal médico clínico estejam a fazer um grande esforço, mas a taxa de paragem cardíaca da restauração da circulação espontânea e a sobrevivência hospitalar ainda não são promissoras, especialmente as muito poucas altas sem sequelas neurológicas. Por conseguinte, a RCP tradicional entrou na fase de desenvolvimento do estrangulamento.

O professor Lixiang Wang, especialista em primeiros socorros na China, dedica-se à investigação e às aplicações clínicas a longo prazo, sendo especialista em reanimação cardiorrespiratória, com um pensamento ágil, um espírito profissional rigoroso e conhecimentos profundos. Em primeiro lugar, descobriu o problema mortal da RCP tradicional: a existência de limitações óbvias de contraindicação de compressão, o defeito da ocorrência de fratura torácica no processo de implementação e a unilateralidade de não poder considerar cuidadosamente a respiração. Para resolver este problema, pode ser considerada a RCP abdominal, uma vez que se baseia na teoria da fisiologia anatómica do tórax e deriva um novo conceito de recuperação. A cavidade abdominal contém um quarto do volume de sangue do corpo e é a fonte de reanimação cardiopulmonar. O diafragma situa-se por baixo do coração, que é a bomba de reanimação cardiopulmonar. O diafragma é o principal grupo muscular respiratório abdominal, que é o "qi" da reanimação cardiopulmonar. O contragolpe da aorta abdominal é a bomba da reanimação cardiopulmonar. Todas estas são novas formas de alargar a RCP e abrir um novo método de RCP abdominal, que constitui um marco na história da RCP. O Professor LiXiang Wang fez a investigação e inventou os produtos médicos translacionais - RCP com pressão abdominal, o que também permitiu que a teoria da RCP fosse utilizada clinicamente.

O autor trabalhou no campo dos primeiros socorros de emergência durante 30 anos e liderou a equipa de RCP, especialmente a tecnologia inovadora de RCP abdominal, na investigação de aplicações clínicas durante muitos anos. Ele acumulou uma rica experiência clínica, a fim de promover a comunicação internacional, compartilhar com a experiência mundial de inovação de primeiros socorros, esforço para escrever o livro, tentar seguir as últimas diretrizes e consensos (guia internacional de RCP e primeiros socorros cardiovasculares de 2015 e consenso de especialistas em RCP da China em 2016). Ele introduziu de forma sistemática e abrangente as habilidades comuns de RCP e novas idéias e sistema de tecnologia atualizado de RCP. Centrou-se na autoridade, reflectiu fielmente a essência das diretrizes e do consenso e forneceu algumas bases internacionalmente aceites para a prática clínica. A teoria combinada com a prática, enfatizando a capacidade de manobra, este livro compilou a praticabilidade em primeiro lugar, os primeiros socorros comuns e a fundação, na perspetiva do trabalho clínico e da formação clínica, e tentou ter o mais recente progresso de combinado com orientação e prática, para facilitar a maioria dos estudantes de medicina e estudar o pessoal médico clínico, para facilitar a maioria das escolas médicas, hospitais e instituições que precisam de conteúdo de treinamento para o estabelecimento de referência e orientação.

Livro por cortesia da associação internacional de medicina de emergência, diretor da China famoso cientista de emergência, ramo de medicina de emergência da associação médica chinesa, ex-diretor do comité, professor Yitang Wang, a universidade médica de Nanjing fez o prefácio para este livro. Gostaria de lhe agradecer sinceramente, juntamente com a ajuda dedicada e altruísta do professor Lixiang Wang, fundador da RCP abdominal mundial e do Hospital Geral da Polícia Armada Chinesa. Ao mesmo tempo, gostaria de manifestar o meu apreço ao professor Yibin Hao, reitor da faculdade de medicina da Universidade de Medicina Tradicional Chinesa de Henan e reitor do Hospital Popular de Zhengzhou, pelo seu grande apoio e pela conclusão deste livro, que não pode ser separado do seu cuidado e apoio, e obrigado por ajudar os seus colegas e estudantes graduados a publicar este livro. Com o seu apoio, a compilação da obra foi concluída com êxito. Os primeiros socorros de emergência, como tudo o resto, evoluíram constantemente. Apesar de o autor ser o mais meticuloso possível, é possível que haja esquecimentos.

Diretor Adjunto do Comité Profissional Membros do Comité,

Hospital chinês orientado para a investigação Aprender a reanimação cardiopulmonar (RCP)

Diretor do Instituto de Reanimação Cardiopulmonar Erebral das Planícies Centrais Chinesas

Professor, tutor de doutoramento, Hospital Popular da Universidade de Medicina Chinesa de Henan

janeiro de 2018

Conteúdo

Capítulo 1

Antecedentes da RCP abdominal

1. 1História

A ressurreição era um sonho da humanidade desde os tempos antigos. Na dinastia Dong Han e na dinastia Dong Jin, havia descrições originais da RCP e da respiração artificial. A Bíblia foi a primeira literatura a mencionar a RCP, que foi registada pela primeira vez há 400 anos. No entanto, as medidas de recuperação originais eram muito complicadas e não existia uma norma unificada. Devido a razões históricas e a limitações cognitivas, o método de RCP era estranho e variado. As pessoas descobriam que os cadáveres arrefeciam e consideravam que a desparasitação do corpo humano evitaria ou inverteria o aparecimento dos mortos, pelo que colocavam cinzas quentes ou água quente e coisas quentes diretamente no peito para fazer as pessoas acordarem, o que constituía um "método de aquecimento". Com base no forte desejo de despertar os mortos, a utilização de fortes estímulos externos, tais como gritar, salpicar, bater, morder, queimar e até flagelar, era o "método de despertar". Em 1530, as pessoas descobriram que soprar ar para a boca através de foles era eficaz na prática, este era o "método do fole". Este método já era utilizado há 300 anos. Mais tarde, o reanimador de máscara de balão foi inventado com base neste método e amplamente utilizado na tecnologia de recuperação atual. Por volta de 1711, as tribos de índios americanos e as colónias americanas utilizavam o "método do fumo" para reanimar um doente em coma, soprando tabaco no reto do doente para o reanimar. No século 18th , a natação na praia era predominante na Europa. Para salvar as pessoas que se afogavam, os pés eram amarrados de cabeça para baixo num poste de madeira, que era puxado para cima e para baixo para forçar o ar a entrar e a sair do peito do homem afogado. O método derivou do "método do cilindro", que exigia que os doentes fossem colocados num grande balde ou barril que rolava para a frente e para trás. Mais tarde, o barril foi substituído por um cavalo, foi inventado o "método da turbulência do cavalo", também designado por "método do choque" ou "método da colocação de cabeça para baixo", que exigia que os doentes afogados carregados de cavalos corressem para trás e para a frente, o tórax podia recuperar a respiração com a turbulência das alterações rítmicas da frequência do impacto. Nas regiões frias, as pessoas colocavam os mortos num local gelado e podiam refrescar as pessoas inesperadamente, foi inventado o método de "método de arrefecimento de todo o corpo". Devido à limitação dos conhecimentos, as pessoas da altura não sabiam que, em primeiro lugar, se devia arrefecer o cérebro. Em suma, os métodos de recuperação variavam, havendo também alguns exemplos de sucesso, dos quais o método pode funcionar, ou foi apenas uma coincidência. A taxa de sucesso global era excecionalmente baixa.

O desejo de viver levou ao progresso da RCP, e as medidas de reanimação originais evoluíram para a RCP moderna nas décadas de 1950 e 1960. A reanimação boca-a-boca, as compressões torácicas e a desfibrilhação são as caraterísticas da reanimação cardiopulmonar moderna e são os três elementos principais da reanimação cardiopulmonar básica.

Em 1958, o médico austríaco checoslovaco Peter Safar (12 de abrilth , 1924 ~ 2 de agostond , 2003), conhecido como o "pai da reanimação cardiopulmonar moderna", inventou a reanimação boca-a-boca. Em 1960, Kouwenhoven relatou a teoria de pressionar as compressões torácicas para manter a circulação. Assim, Safar determinou o tipo de respiração artificial boca-a-boca e a compressão torácica da utilização combinada de tecnologia, lançou as bases da RCP moderna e iniciou o desenvolvimento moderno da reanimação cardiopulmonar.

Em 1975, a aplicação do suporte básico de vida (SBV) permitiu que os doentes recuperassem a circulação espontânea efectiva, de forma atempada, para reforçar a importância do suporte de vida, e abriu as primeiras aulas de RCP sénior ou ACLS (ALS). Na década de 1980, a reanimação cerebral voltou a estar na vanguarda da reanimação e desenvolveu-se a teoria do suporte de vida sustentado. Isto deve-se ao facto de o sucesso da recuperação do cérebro e de outros órgãos vitais e a reperfusão total do sangue determinarem a qualidade da sobrevivência dos doentes após uma reanimação cardiopulmonar bem sucedida. Se a reanimação cardiopulmonar era a base para determinar o prognóstico, a terapia de suporte de vida sustentado guiada pela reanimação cerebral era a chave para determinar o prognóstico. Na década de 1990, sob o impulso do desenvolvimento da medicina baseada em provas (MBE), a ventilação artificial, a tecnologia dos dispositivos de circulação assistida foram objeto de um estudo mais aprofundado, como a melhoria dos métodos (na lacuna de compressão cardíaca, foi realizada a compressão abdominal, que foi a fonte de pensamento da nova tecnologia de compressão abdominal mais desenvolvida). O aumento do equipamento e das medidas de avaliação promoveu o rápido progresso da reanimação cardiopulmonar. Em outubro de 1992, a Associação Americana do Coração (AHA) apresentou formalmente o conceito de "cadeia de sobrevivência" e pensou em obter a maior oportunidade de sobrevivência para beneficiar do revolucionário campo de recuperação de saltos. A tecnologia de RCP e desfibrilhação deixou de estar confinada ao sistema médico e foi gradualmente popularizada na sociedade, salvando a vida de muitas pessoas que estavam a morrer. Em 1998, o DEA (desfibrilhador automático) foi oficialmente apresentado, e a desfibrilhação foi mais um salto na história da reanimação cardiopulmonar. Os académicos americanos acreditavam que o DEA era um "extintor de incêndio" da paragem cardíaca, que podia aumentar a taxa de sobrevivência da morte súbita para 50%. Agora, o DEA tinha entrado em locais públicos e até começado a entrar na família. Desde então, foram salvas dezenas de milhares de paragens cardíacas, especialmente em doentes com paragem cardíaca fora do hospital.

A fim de popularizar a RCP, a AHA e o Conselho Europeu de Reanimação, em 1974, formularam com sucesso as diretrizes de reanimação cardiopulmonar e aperfeiçoaram gradualmente a RCP e o conteúdo da emergência cardiovascular (ECC), as diretrizes de RCP para socorristas e pessoal de emergência forneceram sugestões de tratamento unificadas, eficazes e científicas, orientação para salvar muitos pacientes de emergência cardiovascular. A AHA avançou continuamente no desenvolvimento e aperfeiçoamento da RCP moderna e alcançou um consenso internacional no domínio académico. Desde 2000, foram publicadas *as Diretrizes Internacionais de 2000 para a RCP e* a *RCPC*, e a revisão das diretrizes de RCP e primeiros socorros cardiovasculares (RCP) tem sido realizada de cinco em cinco anos. Em 15 de outubro de 2015, a AHA publicou o *Guia Internacional de Ressuscitação Cardiopulmonar e Primeiros Socorros Cardiovasculares de 2015*, e as novas diretrizes actualizaram e reviram muitas partes das diretrizes de 2010.

Solução baseada em mais de 30 anos, a RCP foi expandida constantemente, mas ainda era insuficiente e defeituosa, como deformidade torácica, trauma torácico, fratura de costela torácica, compressão torácica de hemopneumotórax não eram adequados para aplicações como tecnologia, se em consonância com o propósito da vida de ignorar essas contra-indicações para resgatar pacientes, continuaríamos a implementar as compressões torácicas, pode levar a fraturas, até mesmo promover fraturas, ou fazer ferir os pulmões e pleura de fratura final, difícil de garantir a qualidade e efeito. Com base nessa base, de acordo com a teoria da "bomba", "bomba torácica", "bomba pulmonar" e "bomba cardíaca", o Hospital Geral da Polícia Armada Chinesa, professor Lixiang Wang, propôs a RCP de pressão abdominal como novas idéias, estabeleceu a RCP do abdômen, uma nova teoria, com a Beijing Demeirui Company, finalizou uma pesquisa e desenvolvimento e produziu "Instrumento de Ressuscitação Cardiopulmonar de Pressão Abdominal", preenchido em branco na história da RCP no mundo.

Se a via torácica não fosse possível, dava-se preferência à via abdominal; se a via abdominal não fosse possível, considerava-se a via torácica. A RCP tradicional coincidia com a RCP abdominal, que resolvia o desporto cego da RCP, tornava o pessoal médico de emergência mais apto a socorrer os doentes em paragem cardíaca, ajudava à recuperação da função cerebral e, dentro de um determinado intervalo, podia melhorar a taxa de sucesso do salvamento. O DEA e a invenção da RCP de elevação e compressão abdominal facilitaram a sua aplicação na prática de emergência da comunidade, tiveram elevados benefícios sociais e económicos, popularizando as competências de RCP na multidão com um significado profundo.

Em suma, se a RCP boca-a-boca e a RCP por compressão torácica promovidas por Kouwenhoven, Safar e Jude na década de 1960 foram a primeira revolução da RCP moderna, a segunda e a terceira revolução da RCP moderna podem ser o conceito e o conteúdo da vida chinesa propostos pela AHA em 1992, o conceito de combinação de competências de primeiros socorros com o padrão comunitário e os primeiros socorros comunitários, e a aplicação da tecnologia AED. [st]No início do século XXI, o professor Wang Liqun, médico de emergência da China, estabeleceu a teoria da RCP abdominal após muitos anos de investigação clínica e prática de absorção da essência da recuperação chinesa e ocidental. A ciência e a tecnologia incorporadas no instrumento de RCP de pressão abdominal, enriqueceram a conotação da RCP moderna, promoveram o desenvolvimento tecnológico revolucionário moderno da RCP, foi a quarta vez na história dos progressos importantes da RCP moderna.

1.2Paragem cardíaca e RCP

A paragem cardíaca, também designada por PCR, é o estado fisiopatológico de perda súbita de ejeção eficaz de sangue no coração por várias razões.

1.2.1Causas de paragem cardíaca podem causar paragem cardíaca

(1) Causas cardiogénicas de doença cardíaca: Doença cardíaca coronária, miocardite grave, cardiomiopatia, doença valvular cardíaca, doença cardíaca congénita e doença electrofisiológica primária.

(2) Causas não cardiogénicas: desequilíbrio hidroelectrolítico ácido-base, insuficiência respiratória ou paragem respiratória e choque.

(3) outros factores, como acidente anestésico, estimulação do nervo vago, operação cirúrgica

ou exame especial, induziram paragem cardíaca.

1.2.2Patogénese e fisiopatologia da paragem cardíaca

O coração parou subitamente a função de bomba cardíaca quando o coração contrariou a arritmia rápida letal ou a ausência de atividade eléctrica de pulso (AEP), de modo que o coração não tinha atividade eléctrica ou a atividade não produzia atividade mecânica de efeito. A paragem cardíaca provocou uma isquemia aguda devido à falta de oxigénio, provocando uma excitação da atividade nervosa simpática e das respectivas hormonas e catecolaminas, libertando um registo da contração vascular periférica, garantindo assim a preservação do fornecimento de sangue a órgãos importantes. A hipóxia também leva ao metabolismo anaeróbico e ao aumento do ácido lático, causando acidose metabólica, especialmente no cérebro. Com a rápida diminuição do fluxo sanguíneo cerebral, o conteúdo de ATP das células cerebrais diminuiu rapidamente e o metabolismo celular parou, causando danos irreversíveis no cérebro e noutros tecidos. O efeito da hipóxia no coração foi o aumento das catecolaminas e da acidose, o que fez aumentar a autodisciplina e o sistema de fibras de progresso do arbusto, reduziu o limiar de fibrilhação ventricular e levou mesmo a danos na ultra-estrutura do miocárdio, produzindo danos irreversíveis. **1.2.3 Manifestações clínicas da paragem cardíaca** (1) perda súbita de consciência e ausência de resposta.

(2) a pulsação aórtica (artéria carótida ou femoral) não pode alcançar ou desmaiar.

(3) deixar de respirar ou suspirar.

(4) as pupilas foram gradualmente dispersas até à borda e fixas.

(5) palidez ou cianose da pele, da face ou do leito ungueal.

(6) não pode ser acompanhada por uma pequena série de convulsões sistémicas e incontinência.

1.2.4Estadiamento da paragem cardíaca

(1) Fase prodrómica. Vários dias ou semanas e meses antes do evento de uma parada cardíaca, o pródromo ocorreu, como deterioração da angina pectoris, respiração curta, palpitações agressivas, fadiga fácil e outras queixas inespecíficas.

(2) Período de início. O período de início é o período de alteração cardiovascular aguda antes da paragem cardíaca, geralmente inferior a uma hora. As manifestações típicas incluem angina crónica ou enfarte agudo do miocárdio, dor torácica, dificuldade respiratória aguda, palpitações súbitas, taquicardia persistente ou vertigens.

(3) a consciência da paragem cardíaca. Perdeu-se completamente durante esse período. Se não houver socorro imediato, geralmente em poucos minutos, no período de morte. Houve poucas reversões espontâneas. O prognóstico da paragem cardíaca dependia da oportunidade e eficácia do salvamento.

(4) morte biológica.

1.2.5Electrocardiograma de paragem cardíaca

(1) A fibrilação ventricular ou fibrilação ventricular foi caracterizada por vibração contínua rápida, irregular e descoordenada. O eletrocardiograma mostrou que o grupo de ondas QRS desapareceu em uma amplitude contínua e lenta, irregular, de fibrilação ventricular, com freqüência de 200 ~ 500 vezes / min, o tipo mais comum de parada cardíaca, representando cerca de 80%. Se a desfibrilhação eléctrica pudesse ser administrada de imediato, a taxa de sucesso da recuperação era muito elevada (figura 1).

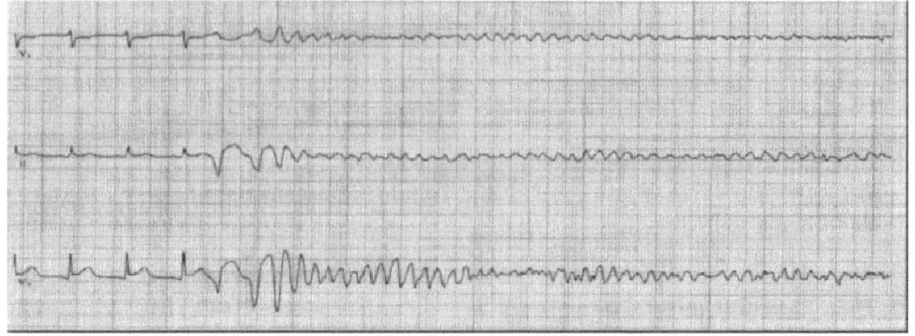

Figura 1. fibrilhação ventricular

(2) estagnação ventricular, também conhecida como pausa ventricular. O miocárdio ventricular estava completamente desativado e inativo. O eletrocardiograma mostrava uma linha reta ou onda P autríma. Surgiu após um período de paragem cardíaca (Figura 2).

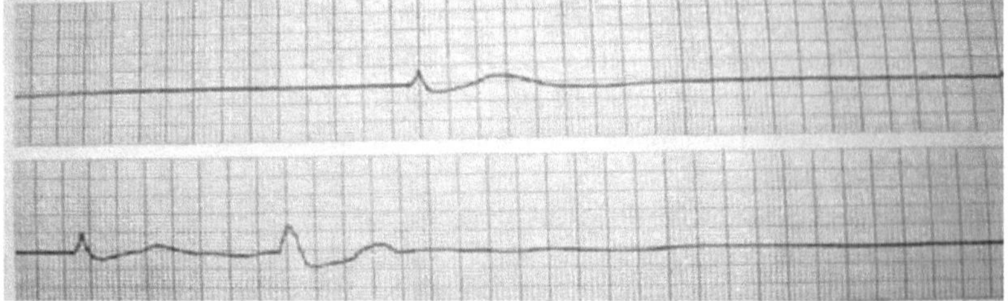

Figura 2. repouso ventricular

(3) ecg - separação mecânica refere-se ao ritmo da reserva cardíaca, mas a perda da função mecânica efectiva. eletrocardiograma (ECG) caracterizado por lento (abaixo de 20 ~ 50 vezes / min), curto, ampla deformidade do complexo QRS, mas não intencional Po quantidade, sem sons cardíacos auscultação, amonites e pulsação da artéria periférica, para as conseqüências de danos graves do miocárdio. esta recuperação é mais difícil (figura 3).

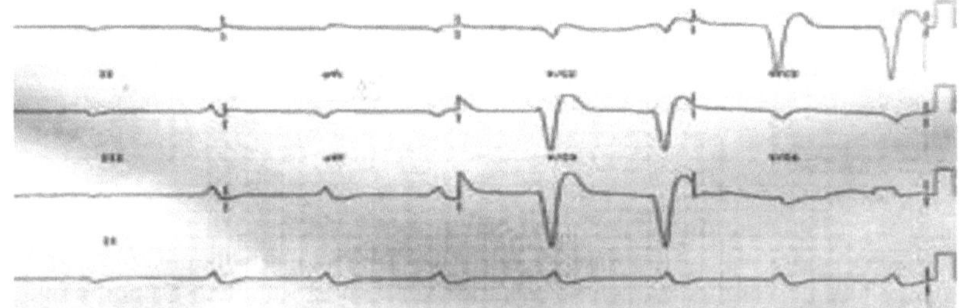

Figura 3. Separação eléctrica - mecânica

1.2.6 O tempo de recuperação de uma paragem cardíaca é normal.

Após 3 segundos de paragem cardíaca, o doente sente-se tonto ou escuro.5 ~ 10 segundos depois, devido à hipóxia cerebral, a perda de consciência; Após cerca de 10 ~ 20 segundos, ocorreu convulsão, ou seja, síndrome de ars-si; 20 a 30 segundos de respiração descontínua, pálida ou cianose; Após 45 segundos, a pupila dilatada; Após 60 segundos, a parada respiratória e a incontinência foram causadas pela inibição da medula.Alguns dos pacientes dentro de 4 minutos após a parada cardíaca podem manifestar fibrilação ventricular, enquanto em alguns casos o ventrículo ainda está parado, portanto, a desfibrilação precoce e oportuna é o tratamento mais eficaz para a fibrilação ventricular. Por cada 1 minuto de atraso, a taxa de sucesso da desfibrilhação diminui em 7 ~ 8% e a taxa de sucesso da recuperação diminui em 10%.

A reanimação cardiopulmonar (RCP) é a abreviatura de reanimação cardiopulmonar, ou RCP, é para o coração, a respiração pára, as medidas de salvamento tomadas pela caixa compressões torácicas ou quaisquer outros métodos (como a pressão abdominal, etc.) para formar um ciclo artificial temporário e para restaurar o batimento autonómico cardíaco e a circulação sanguínea, em vez de respiração espontânea por respiração artificial e tentar restaurar a respiração espontânea, atingir o objetivo de recuperar a consciência e salvar vidas.

Os seus métodos dividem-se principalmente em:

(1) Todas as medidas de salvamento tomadas pelo socorrista através de compressões torácicas e respiração artificial quando o tórax comprime o coração e os pulmões para reanimar a paragem cardíaca.

(2) A reanimação cardiopulmonar abdominal (RCP) baseia-se na anatomia e na fisiologia do abdómen humano, o ventre no interior e no exterior é promovido pelo diafragma, que se move para cima e para baixo, causando uma alteração da pressão intratorácica abdominal, utilizando o mecanismo de acionamento da bomba abdominal para desempenhar um efeito de "bomba de peito", "bomba de coração" e "bomba de pulmão".A clínica adopta principalmente o medidor de pressão de elevação do abdómen A RCP (figura 4, figura 5) foi realizada sobre a pressão abdominal do abdómen (levantar e pressionar), e abrir o diafragma realizado método lotado como o coração, estabelecendo a circulação artificial e a respiração, atingir o objetivo de recuperação do coração e dos pulmões, em particular, a ressuscitação cardiopulmonar abdominal (RCP) é a única forma eficaz de recuperar se houver contra-indicações na compressão torácica.

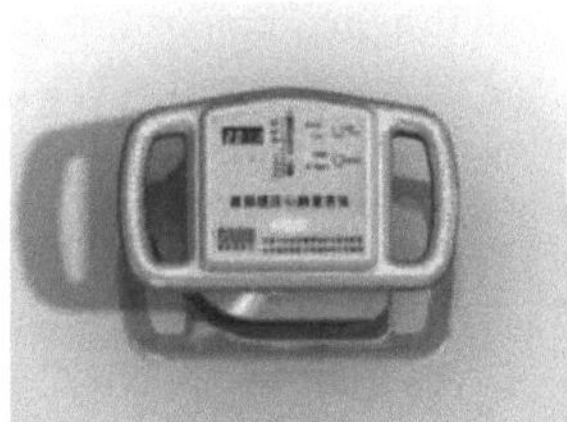

Figura 4. Levantamento abdominal e compressão do instrumento de RCP (lado superior)

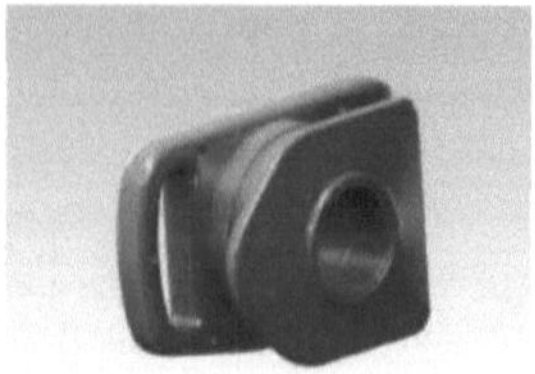

Figura 5. Levantamento abdominal e compressão do instrumento de RCP (lado inferior)

(1) A pressão abdominal para a reanimação cardiopulmonar (RCP) com as mãos entrelaçadas no abdómen para os socorristas transportarem a pega do transformador será a peça de ligação do socorrista no abdómen, a abertura do dispositivo de pressão negativa e os socorristas em contacto estreito com a pele, o dispositivo de pressão negativa de arranque rápido, feito pelos socorristas no abdómen e a peça de ligação em conjunto.Os socorristas devem estar corretos, pedindo aos socorristas que pressionem continuamente o punho para baixo e para cima, alternadamente com pressão vertical, quando estiver a balançar, levante verticalmente a força equilibrada (figura 6).

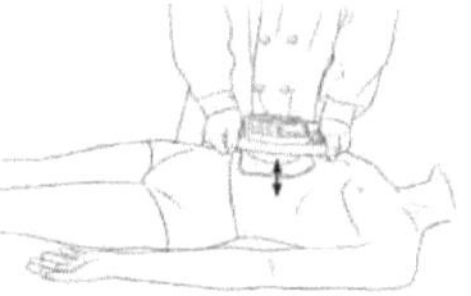

Figura 6. Reanimação cardiopulmonar com pressão abdominal

(2) Sob o diafragma abdominal, os socorristas efectuam a reanimação com as mãos, desde a incisão abdominal profunda sob o diafragma, colocam o diafragma no fundo do coração e fixam-no com uma superfície, a mão esquerda sob o esterno 1/2 após a fixação, as mãos conduzem a coordenação da articulação do cotovelo direito, a palma da mão direita tem ritmo, o impacto no esterno é efectuado com as mãos (figura 7).

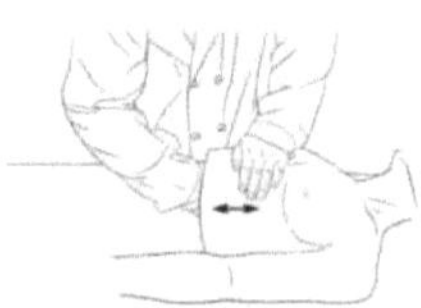

Figura 7. Reanimação cardiopulmonar sob o músculo diafragma

(3) Reanimação cardiopulmonar (RCP) A tecnologia necessita de 2 a 3 pessoas, para mencionar as duas pessoas que se encontram do lado da pressão ou da pressão ou do outro lado, uma delas sob a forma de compressões torácicas normais, outra pessoa coloca as mãos sobrepostas no abdómen do doente (normalmente na parte média dos cordões xifoide e umbilical) ou para elevar a pressão abdominal colocada na parte superior do abdómen, o instrumento de reanimação cardiopulmonar (RCP) na fase de relaxamento das compressões torácicas sobre o abdómen, na fase de pressão relaxa ou eleva o abdómen (figura 8).

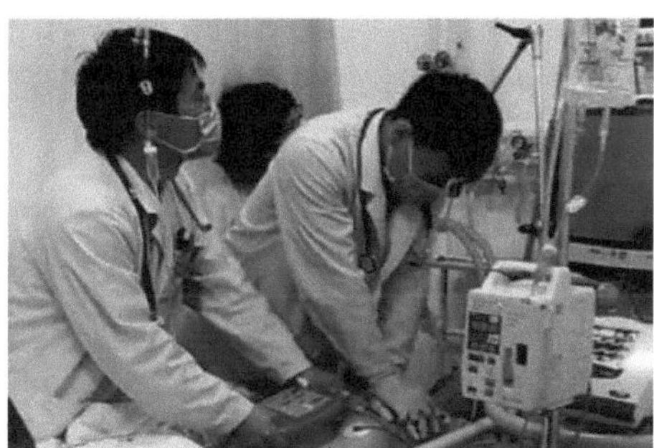

Figura 8. Tórax e abdómen combinados com reanimação cardiopulmonar

(4) a ressuscitação cardiopulmonar de contrapulsação da aorta abdominal (RCP) Este método foi realizado nas pessoas, com base nas compressões torácicas tradicionais nas compressões torácicas FangSongQi, outra linha no centro da parte superior do abdómen deixada para os socorristas, ou seja, a projeção da superfície corporal da aorta abdominal, o dedo indicador das mãos, o dedo médio e o dedo anelar sobrepõem-se, a aorta abdominal contorce a execução na direção da pressão da coluna vertebral, a pressão da aorta abdominal e as compressões torácicas alternam-se (figura 9).

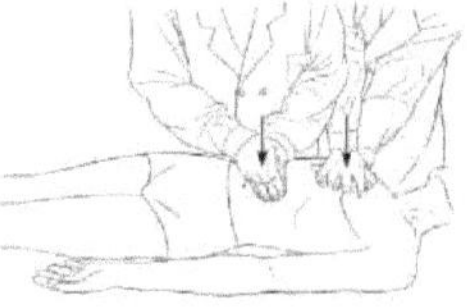

Figura 9. Reanimação cardiopulmonar da aorta abdominal

(5) Reanimação cardiopulmonar (RCP): foi adoptada uma série de medidas de tratamento para alcançar o sucesso da reanimação cardiopulmonar (RCP) com base na realização final da sanidade do doente e da função cerebral.

Quanto maior o tempo de paragem cardíaca, mais graves são os danos causados pela hipóxia, especialmente no tecido cerebral, pelo que a implementação precoce da reanimação cardiopulmonar é a chave para o sucesso da vida.Na prática clínica, porque mais parada cardíaca ocorreu no tribunal, a ressuscitação cardiopulmonar de contrapulsação da aorta abdominal (RCP) foi complicada e desfavorável ao treinamento, popularização e até mesmo alguns métodos, como o diafragma abdominal, realizaram RCP, lotados na formação de incisão abdominal, mesmo que muitas vezes seja difícil de alcançar no hospital, então o método acima é menos aplicado.A RCP tradicional e o método de ressuscitação cardiopulmonar (RCP) por pressão abdominal são simples e fáceis de operar, fáceis de treinar, promover e popularizar nas massas sociais, pelo que os dois métodos são mais aplicados à paragem cardíaca dentro e fora do hospital, como todos os tipos de situações de emergência.

1. 3Reanimação cardiopulmonar torácica insuficiente

Após mais de 50 anos de exploração e prática da reanimação cardiopulmonar tradicional, a taxa de recuperação espontânea (ROSC) da RCP foi melhorada, mas a taxa de sobrevivência dos doentes não foi promissora. O motivo foi a limitação da compressão torácica (como o caso da contraindicação da compressão torácica); o segundo foi o defeito da compressão torácica (como a compressão torácica e a fratura das costelas); o terceiro é a unilateralidade da compressão torácica (como a compressão torácica); Por conseguinte, é necessário que as pessoas emancipem a mente, renovem a ideia, seguidas da introdução da tecnologia da ciência médica moderna, com base nas necessidades reais do trabalho clínico de RCP, abram constantemente novas formas de RCP, melhorem e explorem tecnologias e métodos adequados de RCP, para melhorar ainda mais a taxa de sobrevivência dos pacientes com RCP, foi a enormidade da prova que os trabalhadores médicos de emergência enfrentam.

1.3.1Limitações da RCP padrão

O método padrão de ressuscitação cardiopulmonar (RCP-DST) foi restringido pela limitação da contraindicação do tórax fora do tórax, estreitando o escopo de sua aplicação clínica. Na implementação de pressionar precisa de força suficiente (45-55kg) e amplitude (> 5cm), cerca de um terço resgatou a fratura de costela da pessoa, e para costelas fraturadas de pacientes com CA com trauma torácico, compressão torácica, causando fratura final pode aumentar a lesão de fratura e pulmão e pleura e tabu; Naquela época, era difícil garantir a pressão e amplitude padrão, o que afeta o desempenho ideal de "bomba cardíaca" e "bomba torácica", o que pode reduzir o efeito de RCP. Portanto, para alguns pacientes com PCR com compressão torácica contra-indicada, a compressão torácica única não pode atender às necessidades clínicas.

1.3.2O defeito da RCP normal

A RCP-STD só pode ser efectuada num único ciclo e não pode resolver o problema da falta de ar. De acordo com as diretrizes internacionais de ressuscitação cardiopulmonar para compressão torácica e relação de ventilação RCP, o ciclo artificial de compressão torácica termina, em seguida, deu ventilação artificial, pressione o período de interrupção da ventilação, que fez artificialmente ventilação artificial e compressão torácica foram separados, na respiração artificial sem circulação, ventilação e fluxo sanguíneo, a separação anormalidades na relação ventilação / fluxo de sopro (V / Q), afetando as trocas gasosas dos pulmões, não pode garantir a oxigenação da RCP, resultou na diminuição da taxa de sucesso de recuperação.

1.3.3A unilateralidade da RCP normal

Na ressuscitação cardiopulmonar (RCP) clínica real, a AC pode ser dividida em duas categorias, AC secundária e primária, incluindo AC secundária, sufocante mais alimentada (como afogamento, asfixia, insuficiência respiratória, etc.), parada cardíaca repentina as reservas de oxigênio podem ter se esgotado, portanto, mais ênfase na importância do suporte respiratório, neste momento, a prestação de apoio respiratório está em conformidade com o mecanismo fisiológico do modo de ventilação artificial ideal, nomeadamente em condições de ciclo artificial para ventilação síncrona, com o objetivo de assegurar o efeito da ventilação alveolar, para garantir que o oxigénio e a RCP e a compressão torácica pura STD-CPR não sejam suficientes. É importante manter uma ventilação pulmonar eficaz o mais cedo possível quando a via aérea artificial foi estabelecida incondicionalmente, especialmente antes de a intubação traqueal ser ligada à ventilação do respirador.

1.4Significado da formação de ressuscitação cardiopulmonar abdominal

Desde 1960, a compressão torácica e a respiração artificial foram apresentadas, o efeito de recuperação da RCP não foi satisfeito, ainda precisa de pessoas para emancipar a mente para atualizar as ideias, seguido pela introdução da tecnologia da medicina moderna, com base nas necessidades reais do trabalho clínico de RCP, abrir constantemente novas formas de RCP, melhorar e explorar tecnologias e métodos adequados de RCP, para melhorar ainda mais a taxa de sobrevivência dos pacientes com RCP, o abdómen da aprendizagem de RCP foi de grande importância no campo da RCP.

1.4.1A necessidade de RCP abdominal

A compressão torácica na RCP tradicional era de apenas 20-30% do tempo normal, e 5-15% das artérias coronárias eram normais, o que não podia atender às necessidades da circulação artificial de pacientes com PCR. A compressão torácica exige que o socorrista mantenha uma pressão adequada, o que pode fazer com que as costelas fracturadas de um terço das vítimas não atinjam a qualidade padrão da RCP. A compressão torácica estava contra-indicada para a paragem cardio-respiratória em doentes com fracturas de múltiplas costelas, lesões torácicas, cirurgia torácica, deformidade torácica, etc. A compressão torácica sempre que o volume corrente de espaço morto, não tem a função de ventilação, não pode formar uma ventilação eficaz, especialmente a imprensa com ventilação, ventilação (V / Q) fluxo sanguíneo anormal e afetar as trocas gasosas dos pulmões, não pode garantir a oxigenação da RCP, acima de tudo, em um sentido o "peito" da estrada tradicional de compressão torácica foi bloqueado, uma abordagem diferente para RCP abdominal "via abdominal" tornou-se uma tendência.

1.4.2Viabilidade da RCP abdominal

O abdómen é uma parte importante do corpo e estava envolvido nas actividades básicas da vida do corpo, como a respiração e a circulação, o fluxo sanguíneo na cavidade abdominal representava um quarto do fluxo sanguíneo total no corpo humano, o diafragma e a mola mestra dos órgãos respiratórios pulmonares. Foi baseado na base fisiológica da circulação e respiração abdominal, em combinação com a prática clínica individualizada de ressuscitação cardiopulmonar, pressão da aorta abdominal plug-in, etc. Série de método de RCP, RCP de pressão abdominal, elevar a pressão abdominal do abdômen reduz rapidamente, o diafragma desce ao máximo, aumenta o volume do tórax, aumenta a pressão negativa no tórax, dá pleno pagamento ao mecanismo de "bomba torácica", promove a circulação sanguínea. Ao pressionar o abdómen, é possível elevar o diafragma, elevar o coração, desempenhar o papel de "bomba cardíaca", aumentar a pressão intratorácica, aumentar o fluxo sanguíneo do coração e promover o fluxo sanguíneo para o coração nos órgãos abdominais. Por outro lado, o diafragma move-se para cima e para baixo, fazendo com que a pressão intratorácica mude, o diafragma move-se para baixo, a pressão negativa do tórax aumenta, o ar entra nos pulmões, o diafragma sobe para a descarga de gás pulmonar e desempenha o papel de "bomba" pulmonar, inspira e expira, alcançando o objetivo de respiração artificial in vitro.

1.4.3A fusão do CPR abdominal

A RCP com cirurgia abdominal é a herança e o desenvolvimento dos métodos tradicionais de RCP, que integraram a medicina moderna e a tecnologia de engenharia correspondentes. De certa forma, foi o produto de uma fusão cruzada multidisciplinar. Por exemplo, a pressão da aorta abdominal com plug-in era, ao mesmo tempo, a implementação da reanimação cardiopulmonar padrão, a aorta abdominal na compressão torácica no período de relaxamento e o aumento do fluxo sanguíneo para a circulação cerebrovascular, era a combinação orgânica de tecnologia de contra-pulsação da aorta e os métodos tradicionais de recuperação. A RCP com pressão abdominal foi implementada através de uma unidade de emergência de RCP com pressão abdominal concebida pelo próprio, a utilização de tecnologia de pressão negativa, a formação de um dispositivo de pressão negativa, a garantia de uma ligação estreita com a pele abdominal, a garantia de elevação e compressão do abdómen. Além disso, a RCP abdominal era a combinação estreita entre o coração e o espaço, incluindo o diafragma realizado, a RCP era diferente de pessoa para pessoa, a incorporação de medidas de ajuste às condições locais, na cirurgia do abdómen superior (como a cirurgia do fígado, da vesícula biliar, do pâncreas e do baço) de determinadas condições médicas, utilizando a incisão abdominal, original diretamente sob o diafragma, apertava o coração em vez da compressão torácica e evitava as desvantagens da técnica de compressão cardíaca torácica aberta.

1.4. 4Pacientes prospectivos com RCP

Com o passar do tempo e o progresso da tecnologia, especialmente o estudo aprofundado e o desenvolvimento da aplicação clínica, a nova abordagem da RCP tinha amplas perspectivas. A RCP abdominal, outro movimento de "abdómen" da estrada abdominal, fez com que a compressão torácica fosse ao mesmo tempo a história do passado, uma vez que a respiração abdominal, a sua respiração abdominal in vitro, também satisfaz a procura de pacientes com CA com suporte respiratório, implementa o conceito científico de recuperação do coração e dos pulmões. A corrente não pode ser sincronizada com a ventilação, ou seja, apenas quando o ciclo de compressão torácica sem ventilação, em seguida, deu ventilação artificial e circulação artificial, levar à relação de fluxo de ar, a ventilação dos pulmões não pode efetivamente; e RCP abdominal por pressão abdominal percebeu a condição de ciclo artificial ininterrupto para ventilação, função de ventilação alveolar efetivamente, garantir a oxigenação da RCP, isso proporcionaria ressuscitação cardiopulmonar com o novo modo e injetaria nova vitalidade.

Capítulo 2

Bases teóricas da RCP por compressão abdominal

2. 1Conteúdo básico da RCP abdominal

O segundo capítulo é a base teórica da reanimação cardiopulmonar por pressão abdominal.

A reanimação cardiopulmonar abdominal (RCP) é uma nova disciplina clínica e um ramo clínico da medicina de emergência.Baseia-se na anatomia e na fisiologia do abdómen humano como base principal, através dos doentes com paragem cardíaca com respiração abdominal, da intervenção direta e indireta na alteração da pressão de XiongFuQiang na circulação e do efeito de suporte respiratório resultante da implementação da abordagem abdominal para construir a reanimação cardiopulmonar cerebral e o sistema de teoria e prática, o objetivo é melhorar a taxa de sucesso da reanimação cardiopulmonar (RCP) e melhorar o prognóstico dos doentes.

No estudo inicial, o abdómen era apenas uma simples ressuscitação cardiopulmonar (RCP) pressurizada com banda abdominal, mas com o desenvolvimento da ressuscitação cardiopulmonar abdominal (RCP), para a respiração do coração em doentes com paragem cardíaca, a investigação anatómica da fisiologia fisiológica e patológica alterou-se, e a discussão dos métodos originais e a melhoria e criação constante de novos métodos, em combinação com o coração, a respiração, o diagnóstico da paragem cardíaca e a tecnologia de avaliação da reanimação cardiopulmonar (RCP) de melhoria contínua, a categoria de aprendizagem moderna da reanimação cardiopulmonar abdominal (RCP) já não se limita às compressões torácicas da RCP para complementar, mas com vantagens especiais e métodos independentes de recuperação adaptativa da reanimação cardiopulmonar (RCP).O abdómen para implementar a reanimação cardiopulmonar (RCP) causada pela força externa ACTS no abdómen pressão da cavidade abdominal e a mudança da pressão intratorácica, o impacto sobre a circulação e respiração do mecanismo principalmente para o mecanismo de bomba "abdômen", "bomba de mama" mecanismo, "bomba de pulmão" mecanismo, mecanismo de "bomba de coração" e "bomba".A combinação destes mecanismos para uma recuperação acaba por proporcionar uma pressão de perfusão coronária e uma pressão de perfusão cerebral mais elevadas e pode desempenhar melhor a função de oxigenação pulmonar, obter uma verdadeira sensação de recuperação do coração e dos pulmões, a recuperação da circulação e o apoio respiratório.

A reanimação cardiopulmonar (RCP) abdominal aplica-se a vários tipos de reanimação cardiopulmonar (RCP), nomeadamente a deformidade torácica, o traumatismo torácico, a fratura de costelas no tórax, as compressões torácicas de hemopneumotórax, como tabu, bem como por várias razões, como afogamento, enforcamento, corpos estranhos, bloqueio de uma respiração cardíaca sufocante ou respiração de doentes com paragem cardíaca por mioparalisia;Todos os tipos de técnicas de reanimação cardiopulmonar que têm sido utilizadas para melhorar a taxa de sucesso da reanimação e melhorar o prognóstico dos doentes foram incluídos em todos os métodos de reanimação cardiopulmonar abdominal.A ressuscitação cardiopulmonar (RCP) tem a ver diretamente com a vida do doente, na história de todas as vidas, para salvar os doentes dos trabalhadores da ressuscitação cardiopulmonar (RCP), para que a investigação da ressuscitação cardiopulmonar abdominal (RCP) aprenda e progrida e dê um contributo útil, digno do nosso respeito e aprendizagem.

2. 2Características específicas da RCP abdominal

A paragem cardíaca, como um tipo de doença emergente que ameaça diretamente a vida e a saúde das pessoas, tem sido acompanhada pelo desenvolvimento da ciência médica, que tem continuamente destacado a sua grave ameaça à vida humana. O último inquérito epidemiológico mostra que a incidência de morte súbita cardíaca na China é de 41,84/ 100.000, estimada em 1,3 mil milhões de pessoas, a mais elevada do mundo.A reanimação cardiopulmonar (RCP) é um medicamento para a paragem cardíaca numa série de medidas de salvamento, através de uma lei humana eficaz de circulação e respiração que restaura a bomba de sangue diastólica completa cardiopulmonar e a função respiratória, e para proporcionar uma perfusão cerebral adequada durante a PCR, proteger as células cerebrais e, assim, eventualmente, restaurar a função cerebral do principal método de salvamento, como fornecer eficazmente apoio de RCP para pacientes com PCR está diretamente relacionado com a segurança da vida dos pacientes e o prognóstico do resultado.

Kouvenhoven, desde 1960, relatou que as tecnologias de compressões torácicas, como a tecnologia de compressões torácicas e a respiração artificial, e a desfibrilhação por choque elétrico, se tornaram as três principais tecnologias modernas de reanimação cardiopulmonar (RCP), o método tradicional de RCP por compressões torácicas (CC-RCP) tornou-se uma paragem cardíaca de emergência, que utiliza frequentemente o método de suporte primário de vida.Após mais de 50 anos de exploração e prática, a taxa de recuperação autonómica (ROSC) da ressuscitação cardiopulmonar foi significativamente melhorada, mas a taxa de sobrevivência dos pacientes não é ideal, e a tarefa de melhorar a RCP ainda é muito difícil: a taxa de sobrevivência de pacientes com paragem cardíaca em hospitais americanos é de cerca de 2-10%, e a taxa de sobrevivência de pacientes com paragem cardíaca é de cerca de 10-30%, enquanto a taxa de sobrevivência de pacientes com paragem cardíaca no nosso país é apenas cerca de 1%.

Para promover ativamente a reanimação cardiopulmonar (RCP), para salvar a vida de muitos doentes com paragem cardíaca, as diretrizes de RCP para a reanimação cardiopulmonar (RCP) são realizadas de cinco em cinco anos.De acordo com os cinco anos de reanimação cardiopulmonar (RCP), são revistos e a taxa de sucesso da reanimação cardiopulmonar (RCP) e o prognóstico dos doentes com análise e discussão de casos, estabelecidos para a situação atual dos doentes com PCR mais benéficos com o esquema de reanimação cardiopulmonar (RCP).Em 2005, as diretrizes de RCP ajustaram a respiração artificial e o suporte circulatório de 15:2 para 30:2; para a FV ou câmara sem pulso, que ocorre fora do hospital, podem ser realizadas 5 rondas (2 minutos) de RCP antes da desfibrilhação eléctrica.2010 As diretrizes de reanimação cardiopulmonar (RCP) recomendam a adultos, crianças e bebés (não incluindo recém-nascidos) um programa de suporte básico de vida de A - B - C (abrir as vias respiratórias, respirar, compressões torácicas) alterado para C - A - B (compressões torácicas, abrir as vias respiratórias, respiração artificial), enfatizando a importância das compressões torácicas.No entanto, para alguns doentes com paragem cardíaca contra-indicada, as compressões torácicas simples não podem satisfazer as necessidades clínicas.

Para o efeito, os peritos no domínio da reanimação cardiopulmonar (RCP), com base numa investigação e análise completas e num resumo dos métodos normalizados de RCP, propõem uma série de métodos de reanimação cardiopulmonar (RCP).Li-xiang wang de investigação e análise que as compressões torácicas enfrentam as suas limitações inerentes (como os casos de tabu das compressões torácicas), defeituosas (como as compressões torácicas) complicadas com fracturas das costelas torácicas e unilaterais (como as compressões torácicas não podem respirar ambas), e muitas outras confusões, todas afectaram a taxa de sobrevivência da reanimação cardiopulmonar (RCP).Num grande número de experiências com animais e de investigação de aplicações clínicas, com base em li-xiang wang, o diafragma é apresentado como uma forma de reanimação cardiopulmonar (RCP), a pressão abdominal sob reanimação cardiopulmonar (RCP) e a pressão da aorta abdominal é ligada à RCP, e o medidor de pressão abdominal de reanimação cardiopulmonar (RCP) permite a aplicação clínica da tecnologia de reanimação cardiopulmonar (RCP) sob pressão abdominal. A aprendizagem da reanimação cardiopulmonar abdominal (RCP) é diferente da reanimação cardiopulmonar com compressões torácicas (RCP), é uma disciplina emergente independente, baseia-se na fisiologia da anatomia humana, utilizando a "bomba abdominal" e a "bomba mamária", a "bomba cardíaca", a "bomba" pulmonar", a "bomba" e outros mecanismos relevantes, através de um método de recuperação concreto, restabelece a circulação espontânea e a respiração espontânea, o coração, os pulmões, a recuperação do cérebro e melhora totalmente o prognóstico dos doentes com reanimação cardiopulmonar (RCP) para aprender novas áreas, a reanimação cardiopulmonar abdominal (RCP) tem as seguintes caraterísticas básicas

2.2.1A nova ideia de RCP baseada na RCP abdominal estabelecida

A reanimação cardiopulmonar abdominal e a reanimação cardiopulmonar convencional (RCP) são dois ramos da reanimação cardiopulmonar (RCP), a reanimação cardiopulmonar (RCP) depende das compressões torácicas tradicionais sobre o tórax ósseo e, em seguida, altera a pressão intratorácica, reproduzindo o mecanismo de "bomba de peito" e "bomba de coração", diferente da reanimação cardiopulmonar (RCP) abdominal tradicional, existem diferenças significativas na linha de pensamento da recuperação, a ideia principal da reanimação cardiopulmonar (RCP) abdominal é a recuperação através do abdómen, como por exemplo a pressão abdominal, a pressão aórtica abdominal e o espartilho transportado na recuperação e o diafragma para espremer no papel da ressuscitação cardiopulmonar (RCP) são, em certa medida, como o abdómen, a pressão abdominal e a ressuscitação cardiopulmonar (RCP) pressão abdominal ressuscitação cardiopulmonar (RCP) é totalmente utilizada oferta abdominal pressão de perfusão coronária na ressuscitação cardiopulmonar (RCP).Wang lixiang et al, através de uma série de pesquisas e análises, acreditam que existe um mecanismo de "bomba abdominal" na ressuscitação cardiopulmonar abdominal;Em primeiro lugar, o abdómen é todo o corpo 25% da saúde do corpo humano, em segundo lugar, as alterações de pressão intra-abdominal podem mover-se para cima e para baixo através da pressão intratorácica do diafragma, evitar as compressões torácicas ósseas, realizar "bomba de mama" e "bomba de coração" mecanismo; Além disso, a compressão da aorta abdominal pode produzir fluxo reverso do fluxo sanguíneo, que ACTS como um contra-ataque arterial.Estes factores combinam-se para produzir circulação e suporte respiratório. Esta é a nova ideia de reanimação cardiopulmonar que a reanimação cardiopulmonar tradicional não tem.

2.2.2Novo método para romper a compressão torácica do outro lado da caixa para efetuar RCP de emergência

As compressões torácicas na RCP tradicional eram apenas 20-30% do tempo normal, e 5-15% das artérias coronárias eram normais, o que não poderia atender às necessidades da circulação artificial de pacientes com CA, em particular, pacientes com estruturas torácicas e comprometimento funcional, como fraturas de costelas torácicas, não são apenas contra-indicados para compressões torácicas, mas não podem reduzir significativamente o suporte de circulação para pacientes com CA.E a ressuscitação cardiopulmonar abdominal (RCP) aprende a operar uma variedade de métodos que utilizam a anatomia e a fisiologia humanas do abdómen, ACTS no abdómen, de forma eficaz para conduzir as vísceras abdominais a armazenar cerca de 25% do sangue do corpo humano na circulação sanguínea, de modo a fornecer o necessário apoio à circulação artificial da ressuscitação cardiopulmonar (RCP);A prensa de aorta abdominal plug-in e a prensa de aorta abdominal contínua são efectuadas através da prensagem da aorta abdominal, da condução do fluxo sanguíneo da aorta abdominal, para melhorar ainda mais a pressão de perfusão coronária e a pressão de perfusão cerebral.A pressão de elevação do abdómen na ressuscitação cardiopulmonar (RCP) para aprender a RCP é especialmente adequada para deformidades torácicas, traumatismos torácicos, fracturas das costelas torácicas, tabu das compressões torácicas de hemopneumotórax e asfixia e experiência de paralisia muscular respiratória dos doentes com paragem cardíaca.

2.2.3Realizar o novo conceito de RCP na condição de circulação artificial contínua

Estudos têm demonstrado que a RCP tradicional com compressões torácicas de ventilação apenas 80,4 ml, antes do corpo do trato respiratório superior para o volume anatômico de bronquíolos respiratórios é de cerca de 150 ml, portanto, a RCP tradicional não pode fornecer suporte de respiração artificial eficaz; Portanto, é necessário dar duas ventilações artificiais após 30 compressões nas compressões torácicas tradicionais. No entanto, o estudo indica que a pressão de interrupção reduz significativamente a taxa de sucesso da ressuscitação cardiopulmonar. Em 2015, as diretrizes internacionais para ressuscitação cardiopulmonar (RCP) propuseram um único método de ressuscitação cardiopulmonar por compressão torácica, que claramente cuidou da vontade da primeira testemunha de realizar RCP.Wang lixiang et al. encontraram no estudo da ressuscitação cardiopulmonar por pressão abdominal que o volume corrente produzido foi de 565,03 + 47,11ml; Ao mesmo tempo, a ressuscitação cardiopulmonar por pressão abdominal (RCP) pode produzir a pressão de perfusão coronária necessária para a ressuscitação cardiopulmonar.

2.2.4Desenvolveu um novo dispositivo para RCP de paragem respiratória cardíaca através de pressão abdominal

Li-xiang wang etc. em experiências de reanimação cardiopulmonar abdominal (RCP) ao mesmo tempo, combinando os requisitos experimentais e clínicos, a unidade de reanimação cardiopulmonar de pressão abdominal (RCP) é desenvolvida e melhora ainda mais o instrumento prático de reanimação cardiopulmonar de pressão abdominal (RCP), seus componentes principais, dirigidos pelas ventosas de ligação, componentes de manuseio, painéis de exibição e componentes elétricos.O instrumento de reanimação cardiopulmonar por pressão abdominal aberta (RCP), após a exaustão da pressão de arranque, pode ser firmemente adsorvido em pacientes com pele abdominal superior à esquerda, com pressão de 50 kg e tyra de 20 a 30 kg, 100 / por cento dos pacientes com compressões e levantamentos alternados abdominais, ao mesmo tempo que o painel de visualização pode levantar e pressionar a força, caso contrário, a frequência do sinal sonoro da campainha, de modo a garantir que os socorristas dominem o método de operação padrão na operação.O instrumento de reanimação cardiopulmonar por pressão abdominal é pequeno e leve, fácil de utilizar, não só para hospitais, centros de controlo de doenças e outras instituições de cuidados de saúde, mas também para promoção familiar.

2.2.5Uma série de novos modelos de paragem cardio-respiratória experiências em animais com RCP abdominal

No estudo da série de ressuscitação cardiopulmonar abdominal (RCP), referência no país e no exterior para produzir modelo animal experimental de parada cardíaca, para estabelecer adequado para o estudo da ressuscitação cardiopulmonar abdominal (RCP) do modelo animal experimental de parada cardíaca para obter os resultados do valor da pesquisa é muito importante.Li-xiang wang no estudo, tal como estabelecido pelo diafragma transportar ressuscitação cardiopulmonar lotado (RCP), pressão abdominal sob ressuscitação cardiopulmonar (RCP) e plug-in aorta abdominal ressuscitação cardiopulmonar (RCP) e uma série de o abdômen para implementar novo modelo animal experimental de ressuscitação cardiopulmonar (RCP).Por exemplo, o modelo de paragem cardiorrespiratória foi estabelecido no estudo experimental da ressuscitação cardiopulmonar após a expiração. A ressuscitação cardiopulmonar (RCP) na experiência de pressão abdominal é expirar através da sufocação 8 min no final do sistema legal significa que a paragem cardíaca cardíaca do método de moldagem é melhorada, dando um curto contacto com drogas não despolarizantes, removendo a sufocação de animais experimentais respiram antes dos efeitos adversos na pesquisa de ressuscitação cardiopulmonar (RCP).Em conclusão, o modelo animal correspondente é a base da experimentação animal na reanimação cardiopulmonar abdominal e é uma das caraterísticas básicas da reanimação cardiopulmonar abdominal.

2.2.6Criar um novo modelo de respiração abdominal sem invasão in vitro

A ressuscitação cardiopulmonar abdominal (RCP) é um método de ressuscitação cardiopulmonar (RCP) por meio de suporte cíclico e respiratório para compressão e descompressão ativa do abdômen. Wang lianxiang et al. mediu o volume corrente de compressões torácicas, compressões abdominais e compressões abdominais, e descobriu que o método de RCP poderia atingir o volume corrente fisiológico do corpo humano (500ml).O mecanismo básico é aumentar a pressão abdominal pressionando o abdômen, o que faz com que o diafragma se mova para cima, fazendo com que o volume do tórax encolha, a pressão dentro dos pulmões aumente e o gás nos pulmões expire.Levantar o abdómen, reduzir a pressão abdominal, fazer com que o diafragma se desloque para baixo, fazendo com que o volume do tórax aumente, a pressão pulmonar reduza o pequeno, o ar no ar para os pulmões, para completar o efeito da respiração abdominal;Este mecanismo, para além de proporcionar um duplo apoio à circulação e à respiração dos doentes com reanimação cardiopulmonar (RCP), permite a reanimação cerebral cardiopulmonar em simultâneo, é a respiração da mioparalisia, da miastenia gravis e do significado do salvamento de emergência da anestesia, tal como os doentes com depressão respiratória, é uma espécie de apoio não invasivo à respiração abdominal, um novo modelo in vitro.

2.2.7 Foram desenvolvidas novas formas de conceber experiências com animais, desde as necessidades clínicas até à aplicação clínica

A criação e o desenvolvimento da reanimação cardiopulmonar abdominal (RCP) estão intimamente relacionados com as necessidades clínicas. No trabalho clínico, todos os médicos, especialmente os médicos de cirurgia torácica e ortopedia, enfrentaram diferentes doentes com paragem cardíaca, por deformidade torácica, traumatismo torácico, fracturas das costelas torácicas e compressões torácicas de hemopneumotórax, tais como: como realizar a reanimação cardiopulmonar (RCP) em doentes com contra-indicações?Como realizar eficazmente a reanimação cardiopulmonar (RCP) ou como evitar o risco de complicações de fracturas das costelas torácicas em doentes com osteoporose, como os doentes idosos, com compressões torácicas?No caso de afogamento, os doentes com paragem cardíaca secundária por asfixia, por exemplo, como é que a circulação ininterrupta eficaz apoia a ventilação artificial rápida ao mesmo tempo, para esses doentes com paragem cardíaca causada pela falta de oxigénio para o apoio respiratório eficaz, melhoram a saturação de oxigénio no sangue, satisfazem as necessidades de reanimação cardiopulmonar cerebral?O problema clínico é a ressuscitação cardiopulmonar abdominal (RCP) para aprender a fonte da investigação experimental, cheia de experiências com animais para a ideia abdominal de ressuscitação cardiopulmonar (RCP) fornece um poderoso apoio da medicina baseada em provas, faz com que o método de aprendizagem da ressuscitação cardiopulmonar abdominal (RCP) possa ser aplicado na clínica, tal estudo de ressuscitação cardiopulmonar abdominal (RCP) foi formado a partir da conceção da procura clínica de uma nova forma de experiência animal e aplicação clínica.

Numa palavra, em comparação com a RCP tradicional, a aprendizagem da reanimação cardiopulmonar abdominal (RCP) tem as suas caraterísticas diferentes, estas caraterísticas destacam a recuperação e o nosso coração e pulmões, a recuperação do coração e do cérebro e a bomba de peito, a bomba do abdómen e prestam igual atenção, não invasiva e invasiva paralela, manual e eléctrica, e combina as caraterísticas de universalidade e individualidade.E a reanimação cardiopulmonar abdominal (RCP) aprende a criar um acidente vascular cerebral simulado no modelo animal experimental de cena de paragem cardíaca com um método de operação específico de recuperação rápida e eficaz, tanto a reanimação cardiopulmonar cerebral, a experiência animal como a aplicação clínica dos resultados obtidos são satisfatórios, melhoram a taxa de sucesso da recuperação da paragem cardíaca e melhoram o prognóstico dos doentes com sistema nervoso.Outra pesquisa de aprendizagem de ressuscitação cardiopulmonar abdominal (RCP) adoptada pela exigência clínica de experiências com animais, e com base nos resultados da pesquisa de experiências com animais sobre a pesquisa de aplicação clínica da medicina moderna baseada em evidências de ressuscitação cardiopulmonar (RCP) pesquisa novo caminho; Este é outro passo no campo da ressuscitação cardiopulmonar.A compreensão destas caraterísticas ajudará a aprender melhor o conteúdo de cada capítulo, a dominar o conhecimento da reanimação cardiopulmonar abdominal e a estabelecer uma boa base para a investigação experimental e a aplicação clínica da reanimação cardiopulmonar abdominal.

2. 3Base teórica para a formação da RCP abdominal

Como uma disciplina independente, a ressuscitação cardiopulmonar abdominal tem sua extensa anatomia humana e base fisiológica. Em primeiro lugar, a quantidade de sangue de adultos saudáveis cerca de 8% do peso, dos quais cerca de 80% na circulação do sangue, os 20% restantes são armazenados no fígado, baço, pulmão e capilar sanguíneo, etc., para 25% da circulação sanguínea de todo o corpo foi atribuída aos órgãos abdominais, O fígado tem um suprimento de sangue muito rico, e o volume de sangue do fígado é equivalente a 14% do volume total de sangue do corpo humano.O fígado adulto tem um fluxo sanguíneo de 1500-2000ml por minuto.O baço é um banco de sangue que pode armazenar até 20% do sangue do corpo.O tamanho do baço é diferente, a quantidade de armazenamento é diferente, o jovem é de dezenas de mililitros, o multipessoal é de milhares de mililitros, de um modo geral, o seu volume é de apenas 150-200ml (é chamado de sangue armazenado fisiológico), mas em algumas condições patológicas, a função ChuXie do baço associada a um aumento significativo de até pode atingir mais de 20-30% do sangue do corpo inteiro, desempenhando assim um papel na regulação da saúde do corpo (chamado ChuXie patológico).

Em segundo lugar, o método de ressuscitação cardiopulmonar abdominal pode causar o movimento superior e inferior do diafragma, especialmente o movimento do diafragma causado pela pressão abdominal e ressuscitação cardiopulmonar, a dissecção e fisiologia do diafragma são de grande importância para a pressão abdominal e ressuscitação cardiopulmonar.Em termos de dissecção do diafragma, o diafragma entre o tórax e o abdómen, o tórax e o abdómen é a linha divisória, o pericárdio e o diafragma mais um do outro, no diafragma a incisura cardíaca é formada no diafragma, o diafragma pode ser diretamente conduzido para mover para cima e para baixo a flutuação do coração, causando alterações hemodinâmicas da cavidade cardíaca, promover o fluxo sanguíneo para o coração para a frente. Quando o diafragma se contrai, o fórnix diminui, o volume do tórax expande-se e a pressão intratorácica diminui. Quando o músculo diafragmático relaxa, o fórnix sobe e recupera in situ, o volume do tórax diminui e a pressão intratorácica aumenta.A alteração da pressão intratorácica pode produzir o efeito de dois aspectos: (1) movimento respiratório: a pressão intratorácica é reduzida, levando os pulmões após zhang, a pressão interna do pulmão é reduzida, quando a pressão atmosférica é maior que os pulmões, causando gás nos pulmões, respiração completa; O aumento da pressão intratorácica faz com que os pulmões sejam aumentados e a pressão nos pulmões aumenta. Quando a pressão no pulmão é maior do que a pressão atmosférica, o gás é expelido dos pulmões e a ação de expiração é concluída.(2) as alterações hemodinâmicas: a pressão intratorácica é reduzida, promove o refluxo do sangue venoso, especialmente por gravidade, sangue da veia cava inferior mais dificuldades de refluxo do sangue da veia cava superior, a pressão intratorácica reduz mais significativamente.A pressão intratorácica aumenta e, através dos tecidos moles da cavidade torácica, o volume da cavidade cardíaca diminui e o sangue no coração é espremido, e o fluxo sanguíneo é formado antes da função da válvula do coração.

Novamente, a ressuscitação cardiopulmonar abdominal (RCP) aprende a fazer pleno uso da aorta abdominal como artéria reservatório elástica humana, abdômen de pressão ativa ou escolher mais diretamente para a projeção da superfície corporal da pressão aórtica abdominal, pode fazer o fluxo sanguíneo reverso dentro da aorta abdominal, por um lado, aumentar o peito, o sangue nas artérias, melhorando a pressão de perfusão coronária;Por outro lado, devido à estrutura em "Y" da artéria carótida esquerda e da artéria desconhecida e da aorta, o fluxo inverso de sangue tem maior probabilidade de entrar na artéria carótida e, assim, manter a circulação do cérebro.

Em resumo, a reanimação cardiopulmonar abdominal (RCP) utiliza a anatomia e a fisiologia humanas e, através de métodos eficazes, a circulação artificial e o suporte respiratório artificial são finalmente realizados e o novo modo de reanimação da reanimação cardiopulmonar (RCP) é restaurado.

A reanimação cardiopulmonar abdominal baseia-se na anatomia e fisiologia do corpo, especialmente na anatomia e fisiologia do abdómen. Através dos canais abdominal, abdominal e torácico e abdominal, podemos fazer pleno uso do abdómen para a reanimação cardiopulmonar.

2.3.1 Abordagem externa

A abordagem externa consiste em manter a integridade da cavidade abdominal e efetuar a reanimação cardiopulmonar (RCP) a partir da parede abdominal externa, incluindo a reanimação cardiopulmonar (RCP) por pressão abdominal, a RCP por compressão abdominal e a constrição abdominal.A forma de reanimação baseia-se principalmente nas forças externas que actuam na parede abdominal externa, na transmissão de forças através dos tecidos moles do abdómen e na alteração da pressão intra-abdominal, gerando as alterações correspondentes na dinâmica hemodinâmica e respiratória, a fim de realizar a circulação e o suporte respiratório, atingindo finalmente o objetivo da reanimação cardiopulmonar cerebral.

Implementação da recuperação, os socorristas vão equipamento em BeiJiuZhe abdômen superior, ligando peça acima do ápice Ângulo do triângulo na margem costal e processo xifoide abaixo, pressione o abdômen, o diafragma sobe, apertar o coração para bombear o sangue diretamente, ao mesmo tempo fazer produto conteúdo torácico estreito e pressão intratorácica aumenta, encolher o coração bombeia sangue através de mecanismos de bomba de mama.Quando o abdômen é levantado, a pressão na cavidade abdominal diminui rapidamente. Quando o abdómen é levantado, a pressão na cavidade abdominal diminui rapidamente. O diafragma é movido ao máximo, expandindo o volume da cavidade torácica e aumentando a pressão negativa da cavidade torácica, o que faz com que o coração relaxe e o sangue flua de volta. Por um lado, ao aumentar a resistência da aorta abdominal, a pressão da artéria coronária foi aumentada e o sangue da veia cava inferior e dos órgãos abdominais pode ser induzido no átrio direito.Por outro lado, o diafragma move-se para cima e para baixo, a pressão no peito muda, o diafragma move-se para baixo, a pressão negativa no peito aumenta, o ar entra nos pulmões, o diafragma sobe para a descarga de gás pulmonar, tem o efeito de respiração artificial.

2.3.2 Abordagem intraperitoneal

A abordagem interna consiste em apontar diretamente através do efeito de alteração da cavidade abdominal do método de reanimação cardiopulmonar (RCP), incluindo métodos de recuperação abertos, tais como: a RCP realizada sob o diafragma, incluindo também a utilização de abdominais e a recuperação da função diastólica do método, tal como o método de recuperação da tosse. Esta abordagem baseia-se principalmente no acesso direto à cavidade abdominal para levantar o diafragma e os músculos abdominais de alívio direto para alterar a pressão interna, para conseguir a circulação artificial e o apoio respiratório, para alcançar o objetivo da recuperação.

A ressuscitação do abdómen aberto foi conseguida através da ressuscitação do diafragma sob o diafragma, a função baseia-se na posição anatómica do coração, que é o esterno, a parte inferior do diafragma e depois a coluna vertebral. O pericárdio restringe o movimento do coração e o diafragma tem uma certa elasticidade. Quando o operador usa 2 ~ 4 palmas para se referir ao levantamento do diafragma, por um lado, o coração é levantado para a parte traseira do esterno e a função de bombeamento do sangue é alcançada através do mecanismo da bomba cardíaca. por outro lado, o músculo diafragmático é movido para cima, o volume do tórax é relativamente pequeno e o mecanismo da bomba torácica é aumentado com o aumento da pressão intratorácica, o que também melhora o fluxo sanguíneo do coração.Quando o operador 2 ~ 4 palma refere-se a abaixar o retorno do diafragma, o volume do tórax relativamente geral pressão intratorácica é reduzida, o refluxo do sangue venoso para o coração, por isso, sob o diafragma ritmicamente levar coração lotado, pode substituir o palpitar natural do coração, utilização abrangente do tórax, mecanismo de bomba de coração, o fluxo de sangue para produzir o ciclo de implementação de apoio frontal.

A recuperação da tosse divide-se em alterações diastólicas e sistólicas.Durante a diástole da tosse, devido à diminuição da pressão nos músculos abdominais, no diafragma e na expansão torácica, a pressão sanguínea da veia cava superior e da veia cava inferior para o leito vascular pulmonar de menor pressão.A inspiração profunda antes da tosse pode obter a pressão negativa máxima, e o fluxo sanguíneo para o coração direito e para o leito vascular pulmonar aumenta.Esta capacidade fornece uma pré-carga para a próxima contração da tosse.À medida que a pressão na cavidade torácica diminui, a válvula aórtica é fechada, fornecendo o diferencial de ordem de pressão necessário para a artéria coronária, a perfusão periférica e a promoção do enchimento do ventrículo esquerdo.A respiração profunda da diástole da tosse também traz a melhor ventilação pulmonar.Durante a tosse, o período sistólico pode produzir uma pressão torácica mais elevada do que as compressões torácicas, e a pressão de contração arterial também aumenta significativamente. Alguns estudos demonstraram que a pressão arterial sistólica média é de 6075mmhg nas compressões torácicas, enquanto a pressão arterial sistólica causada pela tosse pode atingir 139-140mmhg.

2.3. 3Abordagem torácica e abdominal

A abordagem torácica refere-se à combinação do tórax e do abdómen que utiliza o método de implementação síncrona ou assíncrona do método de reanimação cardiopulmonar (RCP), incluindo compressões torácicas conjuntas, pressão articular torácica, contrapulsação da aorta abdominal plug-in, a parte do tórax e do abdómen nos métodos de reanimação cardiopulmonar (RCP), como a variação da pressão, principalmente através de XiongFuQiang e o grande efeito de contrapulsação vascular da aorta abdominal, e a consecução do objetivo de reanimação cerebral cardiopulmonar.

Compressões torácicas conjuntas para implementar a recuperação, um homem numa forma padrão para compressões torácicas, outra pessoa irá empilhar à mão ou azulejo no abdómen do paciente (tipicamente processo xifoide com parte média dos cordões umbilicais). Quando as compressões torácicas são relaxadas, o abdómen deve ser pressionado, e o abdómen deve ser relaxado quando pressionado. A relação entre as compressões torácicas e abdominais deve ser de 1:1, e a pressão do abdómen deve ser de pelo menos 100 mmHg. Pode reduzir a resistência vascular periférica e promover a função sanguínea da bomba cardíaca quando as compressões torácicas são relaxadas. Quando as compressões torácicas são relaxadas, a pressão do abdómen pode conduzir o sangue de volta ao coração e aumentar o fluxo sanguíneo. Isto é, com base na pressão original da articulação do tórax e do abdómen, adiciona-se a tração, aumenta-se a alteração da pressão no interior da cavidade abdominal, de modo a produzir um apoio circular mais satisfatório.

A inserção de pressão na aorta abdominal é uma nova abordagem à reanimação cardiopulmonar (RCP) por wang lixiang et al.Implementação da recuperação, uma para compressões torácicas, alguém na outra mão sobrepõe-se no local de projeção da superfície corporal da aorta abdominal ao longo da aorta abdominal contorce-se em compressões torácicas FangSongQi pressiona a aorta abdominal e solta a aorta abdominal do período de compressões torácicas, abdómen e compressões torácicas relação de frequência de 1:1, a frequência é de 100 vezes/min.A aorta abdominal nas compressões torácicas As compressões FangSongQi podem ter o efeito de contrapulsação da aorta abdominal, fazer com que o fluxo de saída das compressões torácicas de sangue para a regurgitação aórtica abdominal seja total para a perfusão cerebrovascular, afrouxar a aorta abdominal do período de compressões torácicas, pode diminuir a resistência vascular periférica, melhorar a função de bomba do coração.Verifica-se que este método pode efetivamente melhorar a pressão de perfusão das artérias coronárias e melhorar a microcirculação do cérebro, e tem um importante valor de investigação e aplicação para o modelo de recuperação da reanimação cardiopulmonar.

Capítulo 3

O mecanismo da reanimação cardiopulmonar abdominal

3.1A origem do mecanismo "multibomba" dos membros torácicos e abdominais

Quando os indivíduos aparecem após uma paragem cardíaca, é geralmente adotado o método de reanimação cardiopulmonar (RCP) de compressões torácicas abertas de Kouwenhoven, que se baseia na teoria da "bomba" como base teórica, nomeadamente através da transmissão direta de energia do esterno para o coração, este último deve limitar-se a entre o esterno e a coluna vertebral é afetado pela extrusão é gerada uma fila de sangue, e o fluxo sanguíneo durante o relaxamento, de modo que o ciclo para estabelecer o ciclo artificial.Com o estudo do mecanismo de reanimação cardiopulmonar (RCP) nas compressões torácicas, verifica-se que quando a pressão na cavidade torácica é aumentada ou o abdómen é pressurizado, o fluxo sanguíneo no tórax pode ser aumentado.A ecocardiografia esofágica mostrou que as válvulas mitral e tricúspide não estavam fechadas durante as compressões torácicas, quando as compressões torácicas são pressionadas, a pressão da aorta aumenta com a pressão venosa central, o que significa que o coração não atua como uma "bomba cardíaca" durante as compressões torácicas.É verdade que a complacência das células do miocárdio após a paragem cardíaca ao longo do tempo é reduzida, metáfora-lo como uma perda de elasticidade da bola, diastólica limitada afetar o fluxo sanguíneo e enchimento da cavidade cardíaca, portanto, quando o coração é um tubo comum, e promover a circulação sanguínea é peito dentro e fora do gradiente de pressão, ou seja, "bomba de mama" produzido pelo mecanismo torácico compressões torácicas e estabelecer ciclo artificial.

O mecanismo da bomba torácica para compressões torácicas e RCP foi apresentado anteriormente pelo Roodcafe. Quando as compressões torácicas são pressionadas na parte inferior do esterno, a pressão aumenta na cavidade torácica, empurrando o sangue do tórax para o exterior da cavidade torácica, fazendo com que a aorta, o ventrículo esquerdo e a pressão da veia cava superior e inferior aumentem simultaneamente.Devido à resistência da artéria ao colapso do vaso, a artéria permanece aberta e a cavidade arterial é relativamente pequena, e a mesma quantidade de sangue na artéria pode causar uma grande resistência, o que pode aumentar a pressão arterial.Ao mesmo tempo, a veia grande na entrada da cavidade torácica fica presa (a parede venosa é mais fina que a parede arterial), o retalho da veia jugular e o retalho da câmara superior impedem o fluxo sanguíneo, de modo que o sangue só pode fluir da artéria. Quando as compressões torácicas são relaxadas, a pressão intratorácica cai, resultando em uma diferença de pressão venosa entre o tórax e o tórax, abrindo a cavidade venosa e conduzindo o sangue da veia periférica para o coração.Devido à obstrução da válvula aórtica, o fluxo sanguíneo é limitado e parte do sangue flui da artéria coronária para a artéria coronária para nutrir o miocárdio.

O mecanismo da "bomba de peito" é a chave para formar um gradiente de pressão no interior e no exterior do tórax e estabelecer um ciclo artificial, e leva as pessoas a alterar o método de pressão intratorácica que pode ser utilizado para socorrer doentes em paragem cardíaca.Para alguns pacientes, clinicamente tabus de compressões torácicas, como trauma torácico, fraturas de costelas torácicas, hemopneumotórax, deformidade torácica, aneurisma da aorta, como parada cardíaca, não será capaz de implementar o método tradicional de compressões torácicas, também não pode diretamente alterando o volume e a pressão do tórax Efeito "bomba de mama" Neste caso, que formas e métodos podem ser usados para alterar a pressão e o volume do tórax indiretamente?Wang lixiang et al. propuseram o mecanismo da "bomba abdominal" para encontrar uma certa resposta a esta questão. entre o corpo humano pelo diafragma torácico pode ser dividido no tórax e na cavidade abdominal, quando o elevador e a pressão interna do abdómen se alteram, conduzirá o movimento para cima e para baixo do diafragma entre o tórax e alterará o conteúdo do tórax dentro e fora do gradiente de pressão, este último como resultado da pressão intra-abdominal para alterar a pressão positiva e negativa dentro do tórax, os efeitos do ciclo artificial e, nomeadamente, "mecanismo por bomba abdominal".

O mecanismo da "bomba abdominal" tem a sua fisiologia básica de anatomia fisiológica humana, como a cavidade abdominal contém um quarto da saúde do corpo humano, fornece um "sangue", ciclo artificial entre o tórax no diafragma do coração, que fornece ciclo artificial "fonte de bomba", o diafragma é o principal grupo de poços abdominais do corpo, isso fornece um ciclo artificial de "fonte", pressão abdominal que contrapulsação intra-abdominal aorta abdominal, que fornece ciclo artificial "fonte de irrigação";Por exemplo, de acordo com o mecanismo da "bomba abdominal", wang lixiang do hospital geral da polícia armada da China e outras invenções, como li jing da empresa demi rui de Pequim, desenvolveram o primeiro instrumento de reanimação cardiopulmonar de pressão abdominal do mundo.Através de henan, duas bases nacionais de investigação de farmacologia clínica em hainan, por um yuan, um único conjunto de conclusão de análise de variáveis é significativamente eficaz, como parte da impassibilidade clínica da estrada do peito e linha "abdómen" enviada para o Evangelho de pacientes com paragem cardíaca.

É verdade que o abdómen faz parte de todo o corpo e da complexidade dos problemas clínicos, e é apenas um aspeto da técnica abdominal que pode ser utilizado para lidar com a contraindicação das compressões torácicas. Nunca paramos a teoria e a prática da ressuscitação cardiopulmonar e, em certo sentido, o mecanismo da bomba ventral não é o último, se a "bomba de barriga" pode produzir o efeito de "bomba torácica", então que bomba pode produzir o efeito de "bomba abdominal"? O corpo pode alterar a pressão interna e a pressão intratorácica através do membro de flexão, o que afecta a circulação e a respiração. De facto, os membros inferiores têm 50% do sangue do corpo e 50% do músculo, que é adjacente ao abdómen e é conhecido como o segundo coração do corpo.Pode desempenhar um papel de "bomba de membros" da ciência e afetar a união do abdómen "bomba abdominal impulsiona o peito até" inspirar "bomba de mama", depois deduzir o abdómen do peito - sinfonia de ressuscitação cardiopulmonar (RCP) estéreo do membro da vida.Em conclusão, as compressões torácicas na "bomba cardíaca" para "bomba", "bomba de mama" para "bomba", depois a "bomba" para "bomba de membro", por outro lado também no entanto edifício ligado ao interior da teoria tridimensional "bomba", o abdómen está localizado no corpo humano, A teoria tridimensional, o abdómen está localizado no corpo humano, tendo por base o tórax e os membros inferiores, uma estrutura de ligação entre o ecossistema e os indivíduos, o papel da "bomba abdominal" científica do abdómen, o centro e a respiração abdominal, está ligada à expansão do tórax, abdómen - membro estéreo de reanimação cardiopulmonar (RCP) para lançar as bases.

3.2A teoria do mecanismo de "bomba cardíaca" abdominal

Com base na fisiologia da anatomia do coração, a força externa através de uma mudança de coração para o volume da cavidade, e através da parte do movimento da válvula, que o sangue flui para a frente implementação nos vasos sanguíneos do papel da bomba de energia, manter a circulação sanguínea do corpo humano, e, finalmente, para realizar o processo de apoio loop artificial, chamado mecanismo de bomba de coração.

Li-xiang wang etc. Através do diafragma transportado coração lotado ressuscitação cardiopulmonar (RCP) e pressão abdominal ressuscitação cardiopulmonar (RCP) da análise do modelo, parada cardíaca na frente do coração como o esterno, após a chegada do diafragma pela limitação do pericárdio espinhal, em torno da frenagem do coração, mas o coração é devido a um lado do diafragma tem certa atividade.Quando se pressiona o abdómen através do aumento da pressão intra-abdominal do diafragma para cima ou diretamente para o teto, o diafragma aumenta a pressão intratorácica, por um lado, através da compressão cardíaca causada pela condução da pressão, a cavidade ventricular é reduzida, o sangue flui antes da descarga para produzir, por outro lado, devido à adesão do pericárdio e do tendão central do diafragma, pode ser transportado diretamente para o coração, espremer o sangue dentro do coração, melhorar a frequência cardíaca;Quando o tyra abdominal, ao reduzir a pressão interna, relaxa o diafragma, move-se para baixo ou para cima para espremer o retorno natural do diafragma, por um lado, efeitos diretos sobre a pressão do coração, o coração também reduz a pressão da cavidade, a restauração do estado diastólico ventricular produz papel de atração;Por outro lado, o diafragma para baixo causa redução intratorácica baixa, nomeadamente a pressão no peito aumenta, o coração também reduz a pressão da cavidade, a restauração do refluxo do sangue venoso do estado diastólico ventricular para o coração, em preparação para o próximo sangue de débito cardíaco, de modo a promover o fluxo sanguíneo e a estabelecer um ciclo artificial.

Kouwenhoven propôs compressões torácicas para produzir entre o esterno e a coluna vertebral é o fluxo dentro da extrusão direta do coração, como resultado, ele pensa, compressão cardíaca torácica fechada, o coração fica espremido na cavidade estreita, e a razão básica é a linha de sangue do volume da cavidade cardíaca para reduzir a potência da bomba.Especificamente, na imprensa, está localizado no coração do entre o esterno e a coluna vertebral é diretamente extrusão, reduzir o sangue para fora do coração, cavidade cardíaca com a válvula aberta função fechada, como a abertura da válvula aórtica e o fechamento da válvula mitral, empurre o coração esquerdo sangue interior flui para a frente para a circulação sistêmica.No período de libertação, a pressão externa dissipa-se, o elástico torácico expande-se, a pressão intratorácica é reduzida e o sangue da veia grande é absorvido pelo tórax para regressar ao coração, etc. O relaxamento promove o fluxo sanguíneo e constrói ciclos artificiais.

3.3A teoria do mecanismo de "bomba torácica

Na década de 1980, os estudiosos começaram a discutir o mecanismo de fluxo do mecanismo de RCP e apresentaram a teoria do mecanismo da bomba de mama: sob a secção esternal da linha de compressões torácicas pode levar ao aumento da pressão intratorácica, aumento das artérias intratorácicas, veias e tórax fora da pressão arterial, mas o tórax fora da pressão venosa ainda é baixo, formando assim em torno de movimento, gradiente de pressão venosa, de frente para o fluxo sanguíneo da artéria;relaxar após a pressão intratorácica cair para zero, formar o tórax no exterior e no interior da diferença de pressão da veia torácica, compressão, parede venosa da cavidade do tubo aberta, retorno ao coração direito e fluxo sanguíneo pulmonar, fluxo inverso para o sangue arterial da aorta a partir do tórax fora da artéria, mas dentro da capacidade do leito arterial pleural é pequeno e a válvula aórtica fechada, o fluxo é limitado, o fluxo sanguíneo para o coração pode ser espremido por condução de pressão, o diâmetro do ventrículo esquerdo diminui, mas, neste momento, o coração é efeito de conduta do fluxo sanguíneo e perde o papel de ativo durante a contração das compressões torácicas de reanimação cardiopulmonar (RCP) depois de fazer o mecanismo de salto do coração é por alterações da pressão pleural no fluxo sanguíneo.

3.4A teoria do mecanismo de "bomba pulmonar" abdominal

O mecanismo da bomba "Pulmão" é apontado pela força externa na ressuscitação cardiopulmonar (RCP) de várias maneiras para alterar a pressão intratorácica no ciclo artificial ininterrupto, ao mesmo tempo em que realiza o suporte da respiração artificial e, finalmente, a restauração da circulação espontânea e da teoria do mecanismo de respiração espontânea. Li-xiang wang análise de pesquisa, como na pressão abdominal em RCP, quando submetido a pressão abdominal, pressão dentro da cavidade abdominal, a pressão do diafragma para cima, o volume do conteúdo do peito diminui, e a pressão que é pressão negativa intratorácica diminui, e pressão pulmonar na descarga de gás, pulmões após os pacientes expiram;Quando o abdómen é puxado, a pressão na cavidade abdominal é reduzida, o diafragma é movido para baixo, o conteúdo do tórax é aumentado, a pressão é diminuída, a pressão negativa aumenta na cavidade torácica e a expansão pulmonar faz com que o doente inspire e produza respiração.Além disso, quando o abdómen é pressionado, o diafragma é movido para cima, o volume do tórax é diminuído, a pressão aumenta, o volume de pressão do coração é diminuído, o fluxo sanguíneo sai do coração e o fluxo sanguíneo antes de ser produzido.A pressão abdominal diminui, a pressão intra-abdominal diminui e o diafragma desce, o conteúdo do tórax aumenta, a pressão intratorácica diminui e a pressão diastólica, o fluxo sanguíneo para o coração, para se preparar para a próxima pressão, o coração bombeia o sangue, o método realiza a ventilação e a circulação.Quando a ressuscitação cardiopulmonar é realizada sob o músculo diafragmático, a pressão do diafragma pode ser aumentada pressionando o diafragma para a parte superior do tórax, o que significa que a pressão negativa no tórax é reduzida, os pulmões são comprimidos e o gás nos pulmões é expelido, o que produz o efeito de expiração.

3.5A teoria do mecanismo da bomba abdominal

Com base na fisiologia da anatomia abdominal humana, através de uma abordagem abdominal direta e indireta, a alteração da pressão abdominal, especialmente o diafragma entre XiongFuQiang, move-se para cima e para baixo, de modo a realizar a circulação e o apoio respiratório da reanimação cardiopulmonar (RCP) do efeito, do mecanismo de "bomba abdominal".

Li-xiang wang, etc. por paragem cardíaca (figura 10) análise de investigação de modelos animais, quando se pressiona o ventre, por grupos de pressão forçará a transferência direta para a cavidade abdominal, causará uma pressão intra-abdominal elevada, pode fazer subir o diafragma, por um lado, o aumento da pressão intratorácica, faz a pressão cardíaca, produzida antes do fluxo sanguíneo, por outro lado, devido à adesão do tendão do centro do pericárdio e do diafragma, pode ser diretamente transportado pelo coração cheio, espremer o sangue dentro do coração, melhorar a frequência cardíaca;Pressionar o abdómen também pode fazer compressão vascular abdominal, por um lado, a pressão da aorta abdominal, produzida pela pressão intratorácica no fluxo dentro da aorta abdominal, reverte parcialmente o fluxo sanguíneo aórtico para o tórax, de modo que a pressão arterial diastólica aórtica, a pressão de perfusão da artéria coronária e a pressão de perfusão cerebral aumentam, o efeito semelhante ao do mecanismo de contrapulsação do balão intra-aórtico;Aumentar a pressão abdominal nos vasos sanguíneos do volume da cavidade abdominal, promover os órgãos abdominais para conter 25% do sangue para o coração direito e vasos sanguíneos pulmonares, aumentar a quantidade de sangue.Quando o tyra abdómen reduz rapidamente a pressão intra-abdominal, reduz a resistência da circulação periférica, é bom para o débito cardíaco e o sangue e o diafragma desce ao máximo, aumentando o volume do tórax, aumentando a pressão negativa do tórax, combinada com a veia cava da cavidade abdominal aberta ao mesmo tempo, o refluxo sanguíneo dos membros inferiores, para promover ainda mais o fluxo sanguíneo, para se preparar para o próximo débito cardíaco.Por um lado, ao aumentar a resistência da aorta abdominal, a pressão da artéria coronária pode ser aumentada aumentando a resistência da aorta abdominal, e o sangue da veia cava inferior pode ser induzido para a aurícula direita.Por outro lado, o movimento para cima e para baixo pode fazer com que o diafragma e a pressão no peito se alterem, o diafragma desce, a pressão negativa no peito aumenta, o ar entra nos pulmões, o diafragma sobe é necessário para a descarga de gás nos pulmões, o que aumenta a eficácia da respiração artificial (FIG. 10, 11).

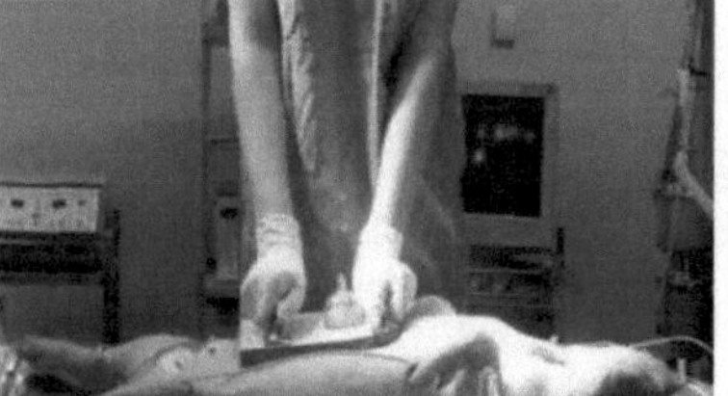
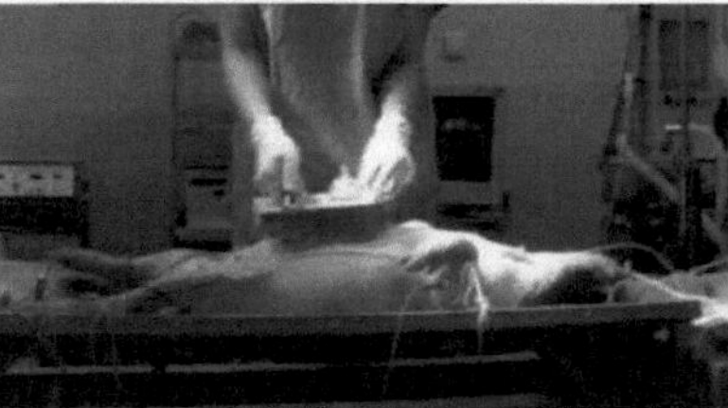

Figura 10. Experiência de RCP por compressão abdominal

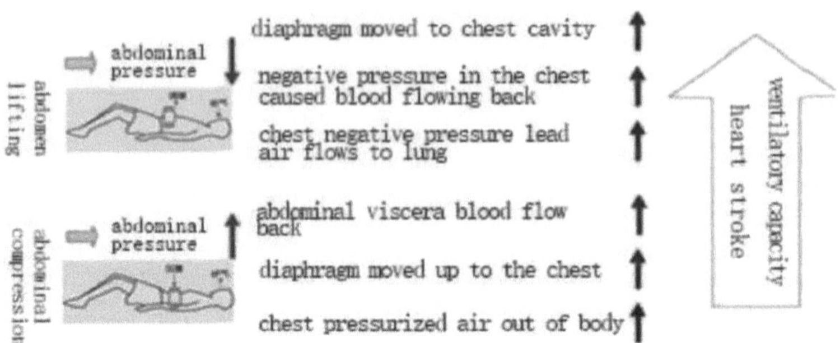

Figura 11. O mecanismo de compressão abdominal RCP

Capítulo 4

A técnica de reanimação cardiopulmonar abdominal

4.1Principais métodos de reanimação cardiopulmonar abdominal

4.1. 1RCP por compressão abdominal

A placa de prensagem do abdómen é uma placa de "sala", o triângulo superior, o inferior é retângulo, durante a ressuscitação cardiopulmonar (RCP), a placa de prensagem do abdómen é colocada na parte superior do abdómen, o vértice Ângulo do triângulo colocado abaixo da margem costal e do processo xifoide, com 100 libras de pressão, frequência de 100 vezes/min simplesmente pressão abdominal, relação de relaxamento da pressão de 1:1 (figura 12).

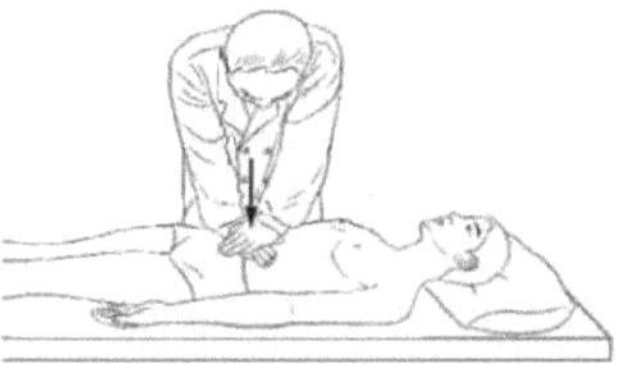

Figura 12. RCP com compressão abdominal

4.1. 2RCP por compressão abdominal

Ressuscitação cardiopulmonar (RCP) com manómetro de pressão abdominal linha de pressão abdominal durante o método de ressuscitação cardiopulmonar (RCP), os socorristas carregam com as mãos apertadas o instrumento de ressuscitação cardiopulmonar de pressão abdominal (RCP) do cabo será a peça de ligação plana na parte superior do abdómen de BeiJiuZhe, ângulo do ápice da peça de ligação no topo do triângulo, abaixo da margem costal e do processo xifoide, abertura do dispositivo de pressão negativa e BeiJiuZhe em contacto estreito com a pele, dispositivo de pressão negativa de arranque rápido, abdómen do doente e peça de ligação.Os socorristas em doentes com pressão lateral manuseiam através da menção 100 vezes/min alternando a frequência de elevação contínua, pressionam a pressão para baixo e levantam o tempo de 1:1, compram a pressão vertical, quando estão a balançar, levantam a pressão vertical equilibrada, controlam a pressão em 50 kg, controlam a força de elevação em 20 a 30 kg (figura 13).

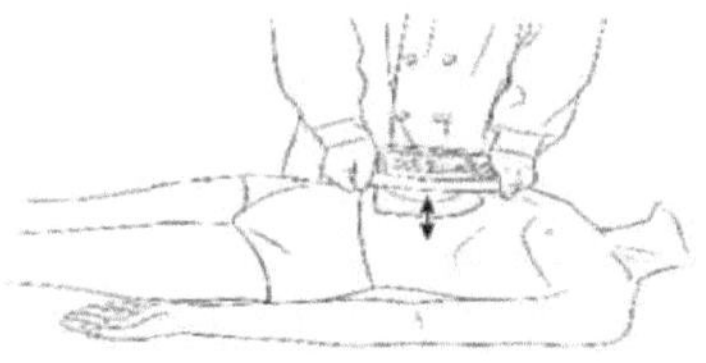

Figura 13. Método de RCP por compressão abdominal

4.1.3Espremer sob o diafragma

Implementar a reanimação cardiopulmonar diafragmática, em pacientes com a mão direita, para a mão direita profundamente sob o diafragma a partir da incisão, colocar 2-5 meios juntos no coração sob o diafragma anexado com uma área de superfície depois, a mão esquerda do executante no meio do peito 1/3 após a fixação das mãos com a coordenação da articulação do pulso do cotovelo direito de 2 a 5 dedos da mão direita têm impacto rítmico no esterno transportado para espremer o diafragma até 4-5 cm e, em seguida, relaxar rapidamente quando o diafragma volta ao original, de modo que as alternâncias regulares, a frequência de transporte lotado é 100120 vezes / min (figura 14).

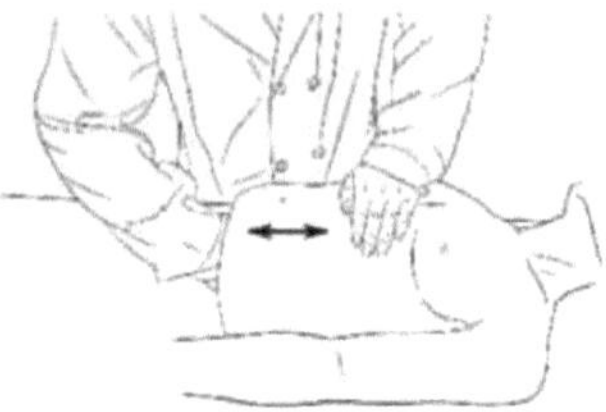

Figura 14: Reanimação cardiopulmonar sob o diafragma

14.1.4RCP com combinação de tórax e abdómen

São necessários 2-3 socorristas para a tecnologia, as duas pessoas de pé ao lado da prensa ou uma para a outra, uma delas sob a forma de compressões torácicas normais, outra pessoa irá colocar a mão no abdómen do doente (tipicamente as partes do ponto médio dos cordões xifoide e umbilical), pode ser empilhada com as mãos e na fase de relaxamento das compressões torácicas no abdómen, a fase de pressão relaxa quando o abdómen, as compressões abdominais e torácicas têm uma relação de frequência de 1:1.A pressão abdominal é de pelo menos 100 mmHg, que é a pressão necessária para produzir a aorta abdominal num batimento cardíaco normal (figura 15).

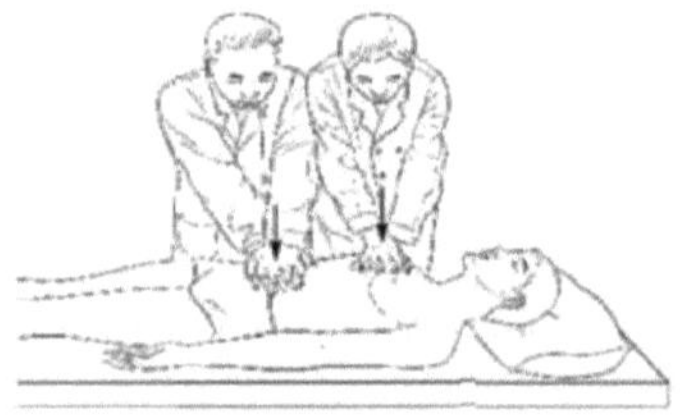

Figura 15. Articulação do tórax e do abdómen com RCP

4.1. 5Método de reanimação cardiopulmonar

O método de ressuscitação cardiopulmonar de contrapulsação arterial (RCP) foi realizado em um, com base nas compressões torácicas tradicionais nas compressões torácicas FangSongQi, outra linha no centro da parte superior do abdômen deixada para os socorristas, ou seja, a projeção da superfície corporal da aorta abdominal, o dedo indicador das mãos, o dedo médio e o dedo anelar sobrepõem-se, alinham a aorta abdominal com a aplicação no sentido da pressão da coluna vertebral, a pressão da aorta abdominal e as compressões torácicas alternam-se, a relação de frequência das compressões abdominais e torácicas é de 1:1 (figura 16).

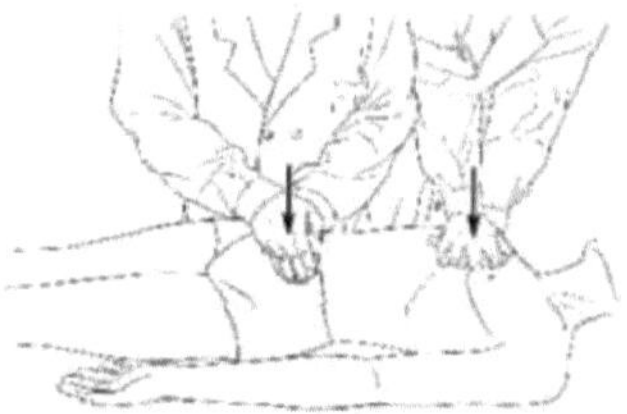

Figura 16. RCP nas artérias

4.1. 6Ventilação abdominal RCP

Devido ao afogamento, à anestesia, bem como à asfixia, causada pela dessaturação de oxigénio, a ventilação abdominal RCP in vitro respiração abdominal forma de os doentes fornecerem apoio respiratório adequado, a fim de melhorar a saturação de oxigénio no sangue, aliviar a hipoxia do corpo;Na paragem cardíaca respiratória causada por asfixia, o método, para além do suporte respiratório para fazer com que os pacientes, a perfusão coronária, é capaz de fornecer o suficiente para manter a circulação sanguínea do corpo, ao mesmo tempo a partir de dois aspectos da respiração e circulação cardiovascular e respiração de acidente vascular cerebral em pacientes com paragem cardíaca de ressuscitação cardiopulmonar artificial (RCP), de modo a melhorar eficazmente a taxa de sucesso da recuperação e melhorar o prognóstico.Método de recuperação da ventilação abdominal, nomeadamente a reanimação cardiopulmonar (RCP) com manómetro abdominal, com os doentes com a parte superior da pele do abdómen próxima, puxando alternadamente o diafragma para cima e para baixo, para realizar o apoio à respiração abdominal in vitro (figura 17).

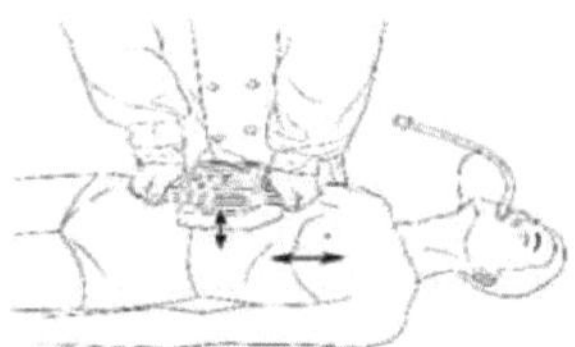

Figura 17. Ventilação abdominal e reanimação cardiopulmonar

4.1. 7Compressão posicional RCP

O mais representativo da ressuscitação cardiopulmonar (RCP) por pressão postural é a combinação de duas compressões de flexão dos membros inferiores combinadas com a ressuscitação cardiopulmonar (RCP). Quando as duas são realizadas, um socorrista é colocado ao lado do corpo do paciente para realizar compressões torácicas tradicionais.Os socorristas no corpo do doente, a extremidade do pé, ajoelhados ou ajoelhados na cama, o corpo inclinado para a frente, os braços esticados e as mãos no meio dos seus doentes com posição de perna dupla, os doentes com cruzamento bilateral das pernas, membros inferiores duplos das articulações da polpa, flexão do joelho e direção descendente do ventre do puxão, no caso de as compressões torácicas não serem afectadas, tentar continuar a apertar os membros inferiores do doente com a maior força possível (FIG. 18).

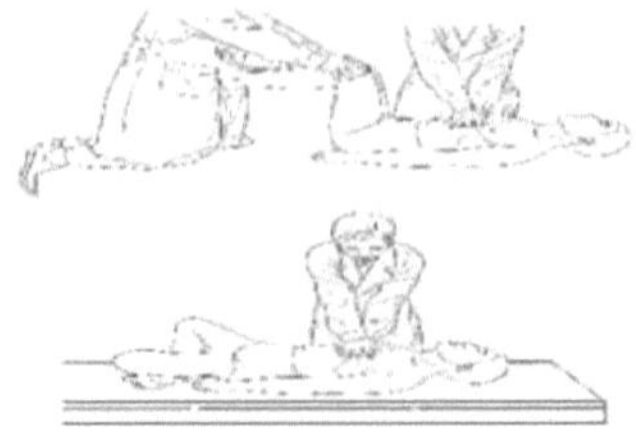

Figura 18. Método de reanimação cardiopulmonar por compressão postural

4.1. 8Método de reanimação cardiopulmonar

Pressão de elevação do tórax usada na ressuscitação cardiopulmonar (RCP) de um dispositivo chamado lifesticker para implementar, o tórax do equipamento de recuperação de pressão, incluindo o tórax, ventosa do abdómen e alça de operação, cerca de 20 x18cm ventosa do tórax, colocada no meio do esterno, cerca de 25 x38cm ventosa do abdómen, colocada na borda superior do abdómen do xifoide, abdómen e mandril do tórax foi para o comerciante, o operador em pacientes com a esquerda, segurando uma alça e alternando a pressão do tórax e do abdómen.A força da pressão no tórax era de 55kg e 23kg, respetivamente. A frequência é de 60 ciclos por minuto, e duas ventilações são dadas após 30 pressões alternadas (fig.19).

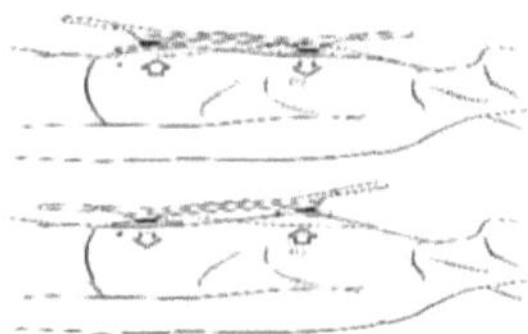

Figura 19. Reanimação cardiopulmonar

4.1. 9Método de RCP com alívio abdominal

Abdómen durante a contração do método de reanimação cardiopulmonar (RCP) utilizando o espartilho para auxiliar a reanimação cardiopulmonar (RCP), nomeadamente com base nas compressões torácicas tradicionais RCP, amarrar com cinto de feixe BeiJiuZhe abdómen, restringir o movimento do diafragma, aumento da pressão intratorácica quando compressões torácicas, aumentar o débito cardíaco, aumento da pressão arterial sistólica aórtica;Reduzir a circulação artificial do sangue nos membros inferiores e nos grandes vasos sanguíneos abdominais, as compressões torácicas para produzir um fluxo sanguíneo limitado ao máximo para o coração e o cérebro e outros órgãos importantes.Por conseguinte, o método causou lesões hepáticas em animais experimentais, pelo que não se recomenda a sua aplicação na clínica (figura 20).

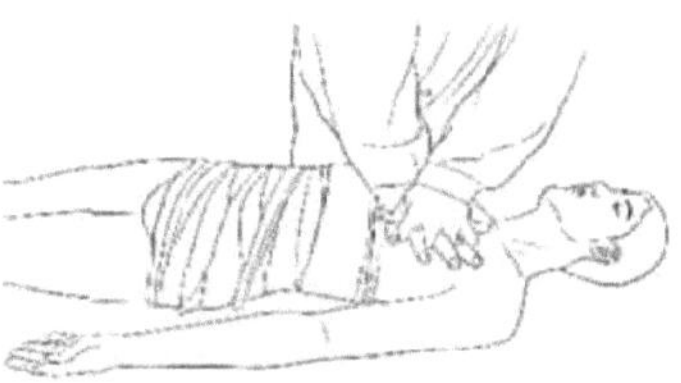

Figura 20. O método de relaxamento abdominal e RCP

4.1. 10Método de reanimação dos membros inferiores com pressão insuflável

O método da pressão insuflável dos membros inferiores é um método para melhorar a circulação do fenómeno de agachamento das crianças com tetracromatose, como wang lixiang. Utilizando o método da braçadeira de pressão sanguínea do adulto para rockwell quadruplicar as crianças para dobrar a compressão pneumática dos membros inferiores, a pressão é maior do que a pressão sanguínea sistólica, até que as crianças melhorem os sintomas de hipóxia, li-xiang wang relata com pressão de compressão dos membros inferiores, alivia a lei rockwell quadruplicar convulsões hipóxicas bem sucedidas em crianças com pacientes com paragem cardíaca (figura 21).

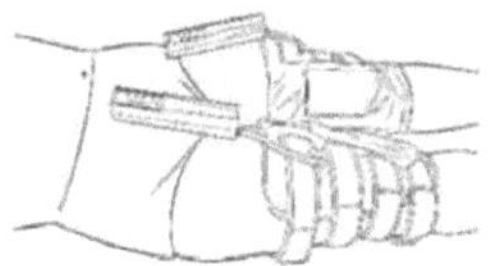

Figura 21. Método de reanimação do membro inferior com pressão pneumática

4.1. 11Método de reanimação de Heimlich

HeimlichManeuver, também conhecido como o método de emergência haishi, é um método de primeiros socorros para usar o gás residual nos pulmões para formar o fluxo de ar para fora do corpo estranho.A ajuda de Haim em choques externos no abdómen - tecidos moles sob o diafragma, devido a um aumento súbito da pressão intra-abdominal, faz com que o diafragma suba, a pressão intratorácica aumenta, a pressão ascendente correspondente, que leva o ar dos pulmões a formar um impacto residual, a direção do fluxo de ar para a traqueia, pode bloquear as vias respiratórias, a expulsão do olho laríngeo de tal nódulo alimentar, faz com que um homem seja resgatado (figura 22).

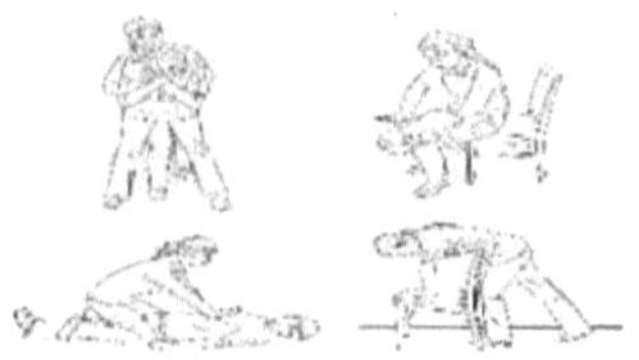

Figura 22. Método de reanimação de Heimlich

4.1. 12Método de reanimação por tosse

A tosse ativa é uma forma simples, rápida e eficaz de prevenção de acidentes cardíacos e de síncope. Nos Estados Unidos, em muitas enfermarias do hospital, o doente tem de aceitar primeiro um treino de autoajuda e um aviso de tosse, para que o acidente cardíaco seja demasiado tarde para pedir ajuda antes ou para que o pessoal médico o socorra, como uma espécie de autoajuda de recuperação de emergência (figura 23).

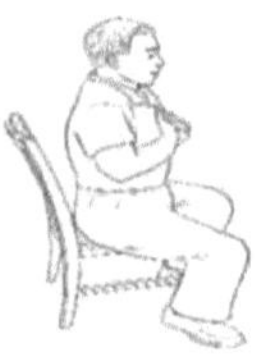

Figura 23: Método de reanimação com tosse

A reanimação cardiopulmonar abdominal (RCP) e a reanimação cardiopulmonar padrão (RCP) são comparadas com a reanimação cardiopulmonar (RCP), que é realizada no abdómen, e a RCP padrão é principalmente compressões torácicas.A ressuscitação cardiopulmonar abdominal (RCP), no entanto, nem todos dependem do abdómen, de certa forma, a pressão abdominal é inserida nas compressões torácicas tradicionais, a fim de obter uma melhor pressão de perfusão coronária, melhorar a taxa de sucesso da recuperação, como a reanimação cardiopulmonar (RCP) com pressão abdominal, a reanimação cardiopulmonar (RCP) com pressão na aorta abdominal e a reanimação cardiopulmonar (RCP) com pressão de encurvadura dos membros inferiores.Com o desenvolvimento do estudo da ressuscitação cardiopulmonar abdominal (RCP), a futura RCP com compressões torácicas e a implementação abdominal da ressuscitação cardiopulmonar (RCP) terão mais contrastes e estudos cruzados, pelo que a categoria de aprendizagem da ressuscitação cardiopulmonar abdominal (RCP) será constantemente actualizada.

4.2 Doenças de adaptação para elevação e compressão abdominal RCP

4.2. 1Doenças de adaptação da elevação abdominal e compressão da RCP

A reanimação cardiopulmonar (RCP) com pressão abdominal é utilizada principalmente para salvar todos os doentes em paragem cardio-respiratória cujas compressões torácicas estejam contra-indicadas.

(1) doentes com deformidade torácica, traumatismo torácico, hemotórax, fratura torácica, aneurisma da aorta e paragem cardíaca.

(2) Os doentes com complicações graves, como fratura de costelas e/ou punção pericárdica e punção pulmonar em compressões torácicas, são doentes com paragem cardio-respiratória com complicações graves, como pneumotórax e hemopneumotórax.

(3) doentes com paragem cardio-respiratória causada por afogamento ou obstrução das vias respiratórias.

(4) Após cirurgia de coração aberto, e coração, pulmão, vísceras torácicas na operação, como respiração cardíaca após paragem cardíaca, como colocação de stents e cirurgia de bypass da artéria coronária, substituição de válvulas, como pacientes de ressecção pulmonar.

(5) Paragem respiratória cardíaca aguda causada por aneurisma de dissecção da aorta.

(6) disfunção respiratória grave, especialmente na obstrução das vias aéreas (sangue, expetoração, corpo estranho), e parada cardíaca respiratória induzida.

(7) Os doentes que precisam de ser ventilados imediatamente após a paragem cardíaca não podem ser intubados por via oral ou traqueal por várias razões.

(8) A paralisia do músculo respiratório causada por todos os tipos de doenças neuromusculares requer suporte respiratório imediato e pode ser usada para definir o tempo de intubação traqueal e os parâmetros do ventilador.

(9) Lesão craniocerebral grave, disfunção neurológica causada por paralisia da função central respiratória devem ser fornecidos imediatamente à beira do leito para fornecer suporte respiratório aos pacientes (com / sem contraindicação torácica).

(10) Os doentes com fracturas do tórax e das costelas têm tendência para sofrer uma paragem cardio-respiratória.

(11) Todos os tipos de doenças digestivas provocam o refluxo do conteúdo do esófago e do estômago, causando asfixia.

(12) trauma laríngeo, edema laríngeo ou asfixia, levando à paragem cardíaca.

(13) Paragem respiratória cardíaca no tórax com abdómen intacto.

(14) Suporte respiratório ventral precoce in vitro para pacientes queimados com dificuldades de intubação traqueal.

(15) para doentes com paragem respiratória cardíaca súbita que não são adequados para

compressões torácicas.

4.2. 2Critérios exclusivos

(1) não há indicação de utilização de pressão abdominal RCP.

(2) traumatismo abdominal.

(3) rutura do diafragma.

(4) hemorragia das vísceras abdominais, aneurisma da aorta abdominal, grande massa abdominal (por exemplo, gravidez, obstrução intestinal, cancro das vísceras abdominais, ascite, quisto gigante do ovário), etc.

(5) outras circunstâncias que não são adequadas para a utilização do produto (crianças, menos de 40 kg, mais de 150 kg) (figura 24)

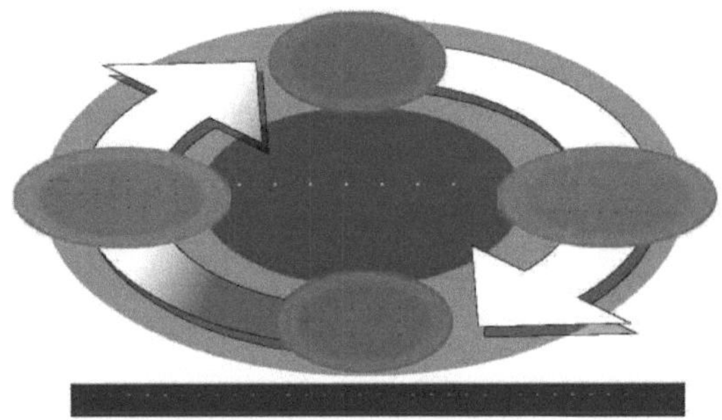

Figura 24: Indicações de elevação e compressão abdominal RCP

4.3 Equipamento e manual para elevação abdominal e compressão de RCP

4.3. 1Instrumento de elevação e compressão abdominal para RCP

O equipamento de reanimação cardiopulmonar (RCP) de pressão abdominal é fabricado pela empresa Beijing's beauty medical equipment co., LTD, que fabrica o manómetro de pressão de reanimação cardiopulmonar (RCP), através de um dispositivo de pressão negativa (ventosa), a placa de pressão (ecrã) e a pega do disco de vácuo são constituídos por um ângulo de vértice e um depósito de ventosas de vácuo, o ecrã é constituído por um elevador, um indicador de pressão e um visor digital (figuras 25, 26 e 27).

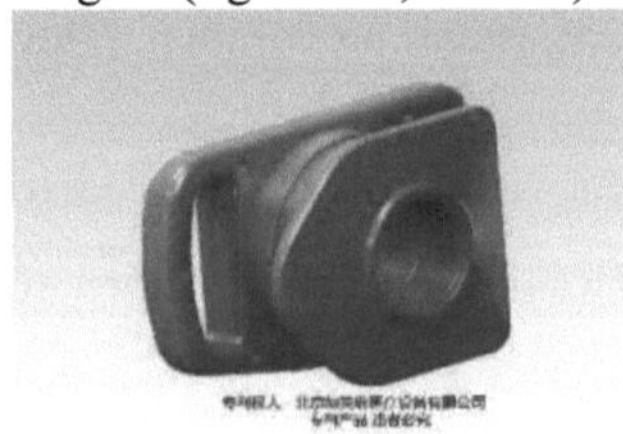

Figura 25. Pega de aspiração do vácuo

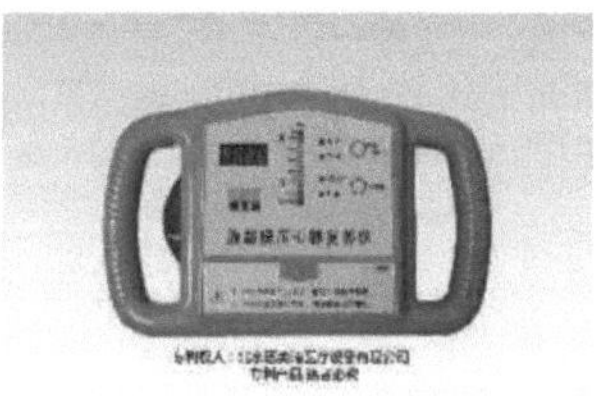

Figura 26. Ecrã

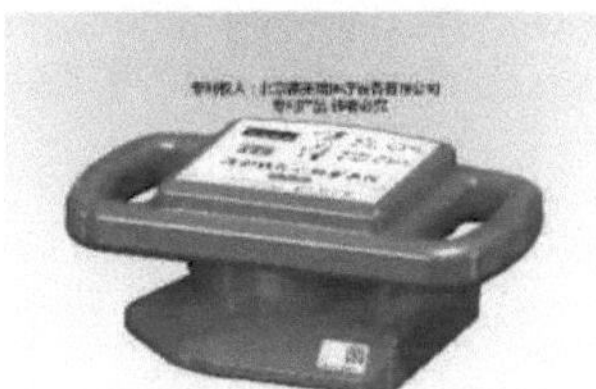

Figura 27.

4.3.2Instrução de elevação abdominal e compressão de RCP

(1) Colocar a placa de pressão sobre a parte superior do abdómen do paciente.

(2) O ângulo do ápice do instrumento está localizado entre o duplo rebordo costal e o processo xifoide.

(3) Ligar o interrutor, de modo a que a placa de pressão negativa absorva de perto a pele do abdómen.

(4) Depois de a adsorção estar bem apertada, agarrar a pega de pressão com as duas mãos e começar a levantar e a pressionar. A frequência é de 100 vezes/minuto, a força de elevação é de 30kg, a pressão é de 50kg e a relação de tempo de elevação e pressão é de 1:1. Ao pressionar para baixo, a força vertical não deve ser deixada a oscilar (figura 28).

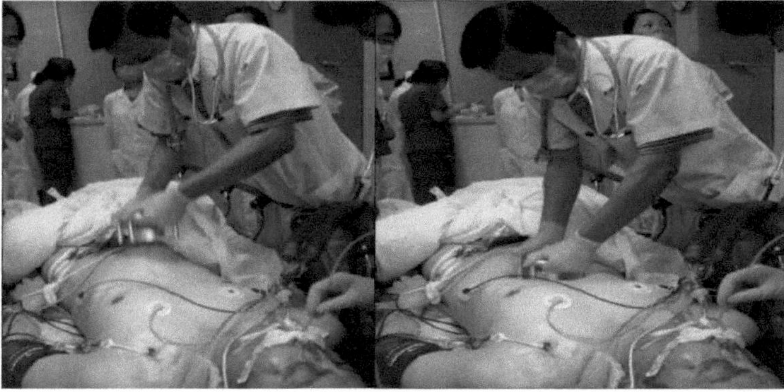

Figura 28. Instrumento de RCP de elevação e compressão abdominal

4. 4Estudo de aplicação clínica da RCP de elevação e compressão abdominal

A reanimação cardiopulmonar (RCP) com pressão abdominal foi efectuada em conjunto com compressões torácicas para reanimação cardiopulmonar.

4.4. 1Aéreo

Para os doentes com a via aérea aberta, aplicar a ressuscitação cardiopulmonar por pressão abdominal e cooperar, pressionar o abdómen para que a pressão intra-abdominal suba até ao diafragma, aumentar a pressão no tórax ao mesmo tempo, aumentar instantaneamente a pressão da via aérea, produzir rapidamente uma descarga de fluxo de expiração elevada, retenção de corpos estranhos na via aérea e nos pulmões, produzir o efeito Eric, ajudar as pessoas a abrir a via aérea, cooperar com o efeito A (via aérea) na RCP tradicional - abrir a via aérea.

4.4. 2Respiração artificial

Para os doentes com respiração artificial, a ressuscitação cardiopulmonar por pressão abdominal e a cooperação, quando o diafragma solicitado para levantar e pressionar o abdómen se move para cima e para baixo, alterando a pressão no abdómen, no peito e promovendo o processo de inspiração e expiração dos pulmões, atingem o efeito in vitro da respiração abdominal, podem ajudar os doentes a estabelecer um suporte de respiração artificial, cooperam com o efeito B (respiração) da ressuscitação cardiopulmonar convencional (RCP) - respiração artificial.

4.4. 3Circulação

Para pacientes com compressões torácicas, RCP no abdómen torácico para pressionar a pressão articular e cooperar, quando o abdómen de elevação e pressão pode impulsionar o aumento do fluxo sanguíneo arteriovenoso, especialmente aumentar a pressão da aorta abdominal ao mesmo tempo, melhorar a pressão de perfusão coronária e a pressão de perfusão cerebral, aumentar o débito cardíaco, estabelecer ciclo artificial, cooperar com o ciclo artificial tradicional no suporte de ressuscitação cardiopulmonar (RCP).

4.4.4Desfibrilhação (DEA)

Aplicações para pacientes em desfibrilhação eléctrica in vitro, ressuscitação cardiopulmonar por pressão abdominal e sua cooperação, especialmente quando colocadas manchas de eléctrodos de desfibrilhação, as compressões torácicas não podem ser interrompidas, permitem a RCP por pressão abdominal, mantêm a circulação artificial e a respiração eficazes, nomeadamente o efeito D (DEA) - desfibrilhação externa.

4. 5Caso clínico aplicado à elevação e compressão abdominal RCP

4.5. 1tratamento da síndrome de guillain-barré com RCP abdominal

1.1.1. 1Introdução do caso

O paciente tinha 64 anos de idade. Diagnóstico: síndrome de Guillain-Barré.No processo de diagnóstico e tratamento clínico em pacientes com respiração súbita, parada cardíaca, imediatamente para o centro médico de primeiros socorros do hospital, trânsito para monitoramento de ecg e fazer compressões torácicas, abrir as vias aéreas e ventilação assistida por balão, pacientes com compressões torácicas com respiração espontânea em um minuto e o ritmo do coração ainda não é recuperado, o médico de transbordo de emergência mudou para a pressão abdominal para o instrumento de ressuscitação cardiopulmonar (RCP) para pacientes com RCP abdominal, sucesso de recuperação de pacientes.

1.1.1. 2Patofisiologia

A síndrome de Guillain-Barré é uma desmielinização inflamatória generalizada do nervo periférico, que pode estar envolvida nos músculos respiratórios e cardíacos, e as principais causas de morte são a paralisia respiratória e a insuficiência cardíaca.

1.1.1.3 Discussão com peritos

Atualmente, acredita-se que o mecanismo da bomba torácica é deprimir a cavidade torácica pressionando a parede torácica, o que faz com que a pressão no tórax mude, fazendo com que o coração sangre e recarregue, devido à estrutura óssea do tórax, a faixa de deformação da compressão é limitada e o mecanismo da "bomba torácica" é restrito, segundo, apenas a elasticidade passiva da cavidade torácica é usada para realizar compressões torácicas e a ressecção pulmonar é limitada. Em segundo lugar, apenas a elasticidade passiva da cavidade torácica é utilizada para efetuar compressões torácicas e a ressecção pulmonar é limitada. Só pode fornecer um volume corrente de cerca de 100 ml, o que dificulta a recuperação de compressões torácicas simples.

A tecnologia de reanimação cardiopulmonar (RCP) por pressão abdominal consiste em levantar e pressionar o abdómen ao ritmo da unidade de pressão abdominal, fazer subir e descer o diafragma e provocar uma alteração da pressão.

Por um lado, pode conduzir o sangue venoso para o coração direito e aumentar a circulação sanguínea.Pressionar a barriga para dentro pode bloquear o fluxo sanguíneo aórtico abdominal da aorta torácica da perfusão vascular dos membros inferiores, o sangue armazenado na aorta torácica e melhorar a pressão arterial média, bloqueando repentinamente o fluxo de sangue, pode produzir o efeito de pulso reverso, impulsiona o fluxo sanguíneo para cima, contrapulsação para cima e fluxo sanguíneo da artéria carótida interna para o fluxo sanguíneo na mesma direção, até certo ponto propício ao fluxo de sangue para os vasos sanguíneos do cérebro, é mais fácil aumentar a perfusão cerebral;Combinado com este caso, o ponto de maior peso para mover para cima e para baixo no abdómen para a pressão do diafragma pode promover a expiração e a inspiração do pulmão, a tecnologia de reanimação cardiopulmonar abdominal (RCP) para estabelecer a circulação em doentes com paragem cardíaca e suporte respiratório, realizar o objetivo de recuperação do coração e dos pulmões simultaneamente.

4.5.2Reanimação por elevação e compressão abdominal para tratar doentes com paragem cardíaca causada por obstrução das vias respiratórias

4.5.2. 1Introdução do caso

YiLao no departamento de emergência do hospital popular da província de guangdong em pacientes do sexo feminino, grande hemoptise súbita, asfixia, paragem cardíaca, respiração cardíaca, método de ressuscitação cardiopulmonar (RCP) com compressões torácicas imediatas por parte do pessoal médico, resgate de pacientes com hemoptise, enfisema subcutâneo e outros sinais clínicos, o professor li xin, diretor do serviço de urgência do hospital popular da província de guangdong, decidiu atuar de forma decisiva na ressuscitação cardiopulmonar (RCP), implementação da pressão abdominal após RCP, reduzir os pacientes para compressões torácicas para lesão pulmonar causada por sangramento é agravante, e promoveu as vias aéreas na descarga de sangue, aliviar a obstrução das vias aéreas, implementa a respiração e circulação da ressuscitação cardiopulmonar (RCP) e o efeito da restauração da circulação espontânea após o resgate dos pacientes.

4.5.2. 2Patofisiologia

Os corpos estranhos das vias respiratórias (vómito, hemoptise, afogamento, etc.) bloqueiam a ventilação, fazem com que o oxigénio entre nas vias respiratórias e nos pulmões, provocando a retenção de oxigénio e dióxido de carbono nos órgãos internos do corpo e nas células dos tecidos, podendo causar distúrbios metabólicos, danos na estrutura da organização, perturbações funcionais, especialmente no que se refere aos danos nas células cerebrais, que são mais graves, uma vez que a dependência das células cerebrais em relação ao oxigénio é muito elevada, durante apenas 4 a 6 minutos, a tolerância à hipoxia para interromper o fornecimento de oxigénio em 4 a 6 minutos as células cerebrais começam a morrer, mesmo que os doentes consigam recuperar, é difícil acordar.

4.5.2.3 Discussão com peritos

Há algumas centenas de anos, os europeus aplicaram um cavalo de volta ao homem que se afogava, colocando o paciente na parte de trás do cavalo, fazendo o cavalo saltar e sacudir, e depois de um tempo, a recuperação foi bem-sucedida. Há uma maneira semelhante de os chineses colocarem a criança que se afoga no ombro do socorrista, para que o socorrista levante as pernas e corra, e o mesmo sucesso salva vidas.Por choque e acidentado, extrusão BeiJiuZhe abdómen e peito, ao mesmo tempo desempenhar o papel da bomba torácica e abdominal ", a extrusão e turbulência do peito, fazer a mudança de pressão intra-abdominal, a articulação de todos os músculos para subir e descer tem desempenhado um papel importante na respiração abdominal, igual à diferença entre o tórax, o abdómen, os membros, a ressuscitação cerebral estéreo cardiopulmonar, o princípio da "bomba pulmonar", também é o protótipo da ressuscitação cardiopulmonar abdominal.

Combinado com o sucesso do salvamento, neste caso, a nossa experiência preliminar, a tecnologia de reanimação cardiopulmonar (RCP) por pressão abdominal e as tácticas de haim têm semelhanças, tais como o abdómen de pressão aumentou a pressão intra-abdominal, pode elevar o diafragma para o fazer subir, ao mesmo tempo que aumenta a pressão no peito, a pressão instantânea nas vias respiratórias aumenta rapidamente, os pulmões são forçados a descarregar o ar, o que bloqueia os corpos estranhos das vias respiratórias, pelo que o método de reanimação cardiopulmonar (RCP) por pressão abdominal é especialmente adequado para a obstrução das vias respiratórias por corpos estranhos (vómito, hemoptise, afogamento, etc.) causada por uma respiração cardíaca secundária.) causada por uma paragem cardíaca secundária à respiração do coração.

4.5. 3Tratamento da tetralogia por RCP com pressão abdominal

4.5.3. 1Introdução do caso

O paciente é do sexo feminino, 18 anos de idade.Método de diagnóstico para a doença quádrupla da alegria no hospital, função cardíaca Ш nível, roxo violeta moderado, baqueteamento (dedo do pé).A manhã depois de lavar gargarejo, aperto no peito súbito, falta de ar, palpitações cardíacas, cama desmaiada.Exame físico: consciência turva, cianose grave do lábio, respiração superficial, pressão arterial 82/64mmhg, pulso 70 vezes / min, pulso fraco, sopro cardíaco baixo e sopro cardíaco fraco.Administre imediatamente oxigénio, análise de gases sanguíneos, monitorização da pressão arterial ecg, aplique calças de compressão pneumática no abdómen e pressão nos membros inferiores a 160 mmHg, após 10 minutos de libertação de ar, o arejamento do abdómen e da extremidade inferior é o mesmo.

4.5.3. 2Patofisiologia

A tetralogia de Fallot (TOF) é uma anomalia cardíaca congénita comum, cuja patologia básica é a comunicação interventricular, a estenose da artéria pulmonar, o straddle aórtico e a hipertrofia do ventrículo direito.O prognóstico das crianças com tetralogia de Fallot depende principalmente do grau de estenose da artéria pulmonar e da situação da circulação colateral, 25% ~ 25% de morte grave dentro de um ano de idade, 50% dos pacientes morrem dentro de 3 anos de idade, 70% ~ 75% morrem dentro de 10 anos de idade, 90% dos pacientes morrerão é causado principalmente por hipóxia crônica, doença de crescimento em quantidade de glóbulos vermelhos, levando a hipertrofia miocárdica secundária e insuficiência cardíaca e morte.

4.5.3.3 Discussão com peritos

Li-xiang wang professor em um tipo de corpo semelhante crianças autismo quádruplo, princípio da terapia de bomba de seu roxo roxo, inspiração de ataque hipóxico agachamento enfrenta fenômeno, apertando as extremidades inferiores e artérias abdominais da aorta abdominal, pressão da aorta abdominal, pressão aórtica, reduzir o shunt direita-esquerda, melhorar os sintomas, os métodos de compressão dos membros inferiores para aliviar o ataque de hipóxia, é o corpo do exemplo de prática do mecanismo de bomba.

Compressão dos membros inferiores e da aorta abdominal, aumento da pressão aórtica, aumento da pressão ventricular esquerda, diminuição do shunt direito-esquerdo, aumento do fluxo pulmonar: aliviar a hipoxia.

Apertar os membros inferiores e o abdómen, a circulação do sangue no abdómen e nas extremidades inferiores, e aumentar o fluxo sanguíneo para o coração, aumentar o fluxo sanguíneo para os pulmões: aliviar a falta de oxigénio.

Compressão dos membros inferiores e do abdómen - pressão aórtica diastólica - aumento da perfusão sanguínea nas artérias coronárias - aumento do fornecimento de oxigénio ao miocárdio: alívio da hipoxia.

4.5. 4RCP com pressão abdominal em caso de paragem cardíaca por tração torácica

4.5.4. 1Introdução do caso

Paciente do sexo masculino, 78 anos, com diagnóstico de hipertensão arterial, coma hemorrágico cerebral, cardiopulmonar, que ocorreu em chamada de emergência entre compressões torácicas imediatas, via intubação endotraqueal oral após medidas auxiliares de resgate da máquina respiratória, como respiração, sinais vitais renda estável após a unidade de terapia intensiva de emergência continuar o tratamento hospitalar.O paciente estava em coma profundo, e o peito de cabeceira foi mostrado no lado esquerdo do paciente 4 a 6 costelas.O paciente sofreu parada cardíaca na noite do tratamento, e o instrumento de pressão abdominal foi aplicado para realizar ressuscitação cardiopulmonar abdominal (RCP).

4.5.4. 2Patofisiologia

Depois de os doentes se complicarem com fracturas das costelas torácicas, não podem garantir a força padrão durante a ressuscitação cardiopulmonar (RCP) e a amplitude das compressões torácicas, e o tórax depois de uma limitação neste momento, tanto o coração como o mecanismo da bomba torácica não podem ser ideais, e o efeito de recuperação.

4.5.4.3 Discussão com peritos

De acordo com um estudo realizado por um rublo, dá instituto forense através da análise de autópsia 2148 casos de recuperação de pacientes de parada cardíaca traumática após a ocorrência de fratura torácica, mostrou que homens e mulheres a incidência de fratura torácica após pacientes compressões torácicas, respetivamente

86% (1.268/1.480) e 91% (607/668), a incidência de fracturas do esterno foi de 59% (878/1.480) e 79% (525/668), e a incidência de fracturas das costelas foi de 77% e 85%, respetivamente.Acredita-se geralmente que pelo menos um terço dos doentes com reanimação cardiopulmonar tem costelas partidas e pelo menos um em cada cinco casos de fracturas do esterno, mas o estudo mostrou que as taxas de fracturas do tórax eram mais elevadas do que o esperado e aumentavam com o aumento da frequência e da profundidade.A parte abdominal é o papel da ressuscitação cardiopulmonar (RCP) no abdómen, é eficaz para evitar as múltiplas fracturas no tórax, não causará mais danos às suas lesões originais, não causará fracturas de costelas no tórax em operação e os danos secundários aos pulmões, coração.

Capítulo 5

Elevação abdominal - RCP de compressão e RCP de tórax

5. 1Abertura da tarefa de compressão da taxa e ventilação

Desde 1958, quando Peter Safar criou a respiração artificial, 1960 Kouwenhoven relata como técnica de compressões torácicas à mão livre, RCP moderna (ressuscitação cardiopulmonar, ou RCP, a proporção de compressões torácicas e ventilação no experiente de 5:1 e, portanto, até que as diretrizes internacionais de ressuscitação cardiopulmonar (RCP) de 2005 pressionem a taxa de ventilação é ajustada para de fato, seu objetivo está em através do aumento da proporção de compressões torácicas, fornecer perfusão de vísceras importantes eficazes; No entanto, independentemente da variação percentual, a taxa de sucesso da RCP foi de apenas 5% ~ 10% e não melhorou significativamente.Depois que a razão tem que considerar a partir da origem da RCP, especialmente a pressão atual e ventilação não pode ser sincronizada, ou seja, as compressões torácicas apenas o loop sem ventilação, em seguida, dar ventilação artificial e circulação artificial, levar a relação de fluxo de ar, ventilação pulmonar não pode efetivamente, afetará a qualidade do coração e ressuscitação pulmonar.Portanto, a mudança da pressão passada e da taxa de ventilação é apenas um tipo de "quantidade", não de orgânica sincronizada com a ventilação na "qualidade" da mudança, como sair da situação difícil de compressões torácicas e ventilação do que, criar condição de ciclo artificial contínuo para dar o novo modelo de ventilação artificial, é hoje que nossos trabalhadores de ressuscitação cardiopulmonar (RCP) devem assumir a missão histórica.

As diretrizes internacionais em matéria de reanimação cardiopulmonar (RCP) recomendam compressões torácicas e a taxa de ventilação, quer seja 5:1, "ou mesmo hoje em dia, todas as compressões torácicas são interrompidas antes da implementação da ventilação artificial, devido à ventilação artificial sem a implementação de compressões torácicas, ou seja, o ciclo artificial intermitente, não garante a preservação de órgãos importantes como o ciclo de perfusão.As compressões torácicas de RCP introduzidas por Kouwenhoven, na medicina moderna, o principal objetivo da RCP não se limita a restaurar a frequência cardíaca e a respiração do doente, sendo mais importante restaurar os doentes com funções cerebrais normais, existem alguns doentes para os quais a RCP provoca lesões cerebrais irreversíveis e a morte ou sequelas graves, pelo que a recuperação do cérebro é a chave para uma RCP bem sucedida.Assim, na pesquisa de RCP, as pessoas começaram a enfatizar mais a importância do suporte à circulação, tentar encurtar as compressões torácicas de tempo intermitente, reduzir o número de ventilação artificial, o original do que apenas a ventilação de compressões torácicas para 5-1, mais tarde verificou-se que não pode atender a perfusão de recuperação cardio-cerebral, em seguida, mudar para "até agora, de fato, ajuste de proporção, no entanto, é apenas a mudança da quantidade, é um tipo de progresso, mas ainda não pode resolver fundamentalmente a implementação do tempo de ventilação fora da situação de circulação.Só através da criação de um novo padrão de suporte de ciclo contínuo quando a RCP é criada é que podemos ultrapassar o atual estrangulamento das compressões torácicas e dos rácios de ventilação.

De acordo com as diretrizes internacionais em compressões torácicas e relação de ventilação RCP, compressões em uníssono ciclo artificial após o término, ventilação artificial, para fazer artificialmente ventilação artificial e compressões torácicas são separados; Na imprensa o período de interrupção da ventilação forma, fazer a sua em respiração artificial sem suporte, ventilação e fluxo sanguíneo, a ventilação de separação / (V / Q) fluxo sanguíneo anormal, influenciar as trocas gasosas dos pulmões, não pode garantir a oxigenação da RCP.Manter uma oxigenação adequada e uma remoção eficaz do dióxido de carbono é o principal objetivo do suporte respiratório na RCP, diretamente sobre a paragem cardíaca súbita (paragem cardíaca, PCR), a recuperação da sobrevivência, para manter uma ventilação pulmonar eficaz, é particularmente importante para os doentes com PCR secundária, a sua sufocação mais alimentada (como o afogamento, a asfixia, a insuficiência respiratória, etc.), o coração pára subitamente e pode ser afetado por uma doença grave.O coração pára repentinamente e pode ter ficado sem reserva de oxigénio, uma perda grave do teor de oxigénio no sangue arterial no corpo, não é suficiente para sustentar a procura de oxigénio do corpo. O fornecimento está em conformidade com o mecanismo fisiológico do modo de ventilação artificial ideal, nomeadamente sob as condições de ventilação de sincronização do ciclo artificial, com o objetivo de garantir o efeito da ventilação alveolar, para garantir que o oxigénio da RCP e, quando é o novo esquema de suporte respiratório precoce da RCP.

Na prática clínica, a RCP é realizada com compressões torácicas e ventilação, e a ventilação artificial ocupa parte do tempo e reduz o tempo efetivo das compressões torácicas, o que afectará o limite de tempo para o tratamento do ouro em doentes com PCR (4~6 minutos).A maioria dos pacientes com PCR em paragem cardíaca primária, no início ainda contém algum oxigénio no sangue, o fornecimento de oxigénio ao miocárdio e ao cérebro para reduzir principalmente o fluxo sanguíneo reduzido, em vez de reduzir o ar ou o oxigénio para diminuir o oxigénio no sangue, na sua reanimação precoce são mais enfatizados a importância da circulação. cegamente por compressões torácicas RCP com ventilação do que o modo fixo, a ventilação artificial levará à interrupção das compressões torácicas, incapaz de manter órgãos críticos como a perfusão cardíaca, reduzirá sem dúvida a sobrevivência da recuperação.Estudos têm demonstrado que a recuperação das compressões torácicas parou em média 25% ~ 50%, por isso, não importa como ajustar a pressão e a taxa de ventilação, não pode mudar o facto de que sem pressão, sem perfusão, mesmo por um curto período de tempo para pressionar a interrupção pode ser uma perda dramática de perfusão coronária e pressão de perfusão cerebral, precisa de muito tempo para reconstruir a pressão arterial adequada e a pressão de perfusão coronária.O autor considera que, na fase inicial da PCR primária, é mais importante o apoio circular das compressões torácicas contínuas, de modo a evitar o período de ouro da reanimação cardiopulmonar.

As diretrizes internacionais para compressões torácicas de RCP e relação de ventilação artificial de todas as mudanças anteriores, reduzem continuamente a proporção de RCP, ventilação artificial, fazem todos os esforços para reduzir a ventilação para aumentar o número de compressões, com o objetivo de fortalecer a importância do ciclo artificial. o confinamento mental das compressões torácicas quantitativas e a relação de ventilação artificial do nível de pensamento, em certa medida restringiu a "qualidade" da RCP do salto.A RCP moderna, depois de mais de meio século de hoje, as pessoas devem respeitar o espírito das humanidades médicas de buscar a verdade dos fatos, com base na realidade clínica da RCP em mudança, não restringindo o modo de pensamento da RCP tradicional, cientificamente para quebrar do que o padrão existente de compressões torácicas e ventilação, construindo ciclo artificial e a integração de novas idéias de ressuscitação cardiopulmonar de ventilação artificial (RCP), salto real de RCP da mudança quantitativa para a mudança qualitativa.Em conclusão, através das compressões torácicas de RCP e da análise da ventilação artificial do que para o seu ciclo contínuo, atrasou a ventilação e o tempo de atraso, pensamento constrangido e assim por diante muitas dúvidas, exploramos as compressões torácicas de continuação única RCP, ventilação de gatilho síncrona RCP, o diafragma pressiona para apertar a RCP, compressões da aorta abdominal plug-in RCP, RCP com compressões torácicas ventilação assíncrona, pressão abdominal RCP nova tecnologia de ressuscitação cerebral cardiopulmonar, como, faz todos os esforços para entrar em uma nova era de ressuscitação cardiopulmonar (RCP) com amigos lado a lado.

5.2_Contra a paragem cardíaca causada por trauma

Nos últimos anos, com a ocorrência frequente de desastres naturais e desastres provocados pelo homem, a paragem cardíaca causada pelo trauma grave provocado por acidentes tem vindo a aumentar, o que tem suscitado grande preocupação. desastre natural e fatores de desastre provocados pelo homem de parada cardíaca traumática em lesão craniocerebral, lesão torácica, trauma abdominal, lesão da coluna vertebral e da medula espinhal, trauma grave de membros, politrauma e lesão composta, pacientes com causa traumática o coração do cavalo para a taxa de sucesso de recuperação do pavilhão é baixo.Dado que o trauma causado pela parada cardíaca ocorre principalmente em condições especiais, a implementação da ajuda médica humanitária no processo, de acordo com as caraterísticas do trauma de controle de pragas complicado com parada cardíaca, como trauma causado por parada cardíaca com fraturas de costelas no peito, lesão visceral abdominal, choque hemorrágico não controlado, etc, a ajuda médica humanitária personalizada adequada no método de reanimação cardiopulmonar (RCP), com base na escolha original da RCP personalizada adequada para melhorar a taxa de sucesso da reanimação pós-paragem cardíaca traumática é muito importante.

5.2. 1RCP de elevação e compressão abdominal

Como é do conhecimento de todos, para costelas fracturadas com pacientes com traumatismo torácico com paragem cardíaca, as compressões torácicas tradicionais de RCP podem levar a lesões nas extremidades da fratura e nos pulmões e pleura e tabu, e torácica após um limitado neste momento, é difícil garantir a pressão e amplitude padrão (ou seja, amplitude de pressão 4-5 cm, força de 45 a 55 kg), fazer "bomba cardíaca" e "bomba de mama" mecanismo não pode ser ideal, afetando os efeitos da RCP. Em vista disso, desenvolvemos um dispositivo de RCP de pressão abdominal, no trauma torácico combinado com fraturas de costelas em pacientes com parada cardíaca RCP, encontrado método de pressão abdominal do que os padrões tradicionais de RCP RCP alta taxa de sucesso de recuperação.

O método utiliza o dispositivo de pressão abdominal composto por três partes: a placa de pressão, o dispositivo de pressão negativa e a pega de pressão, e a RCP é efectuada pressionando e puxando o abdómen.Os socorristas carregam com as mãos apertadas o controlador de pressão que será a peça de ligação plana na parte superior do abdómen de BeiJiuZhe, o ângulo do ápice da peça de ligação na parte superior do triângulo abaixo da margem costal e do processo xifoide, a abertura do dispositivo de pressão negativa e a pele de BeiJiuZhe, começando a formar o dispositivo de sucção de pressão negativa, fazer o abdómen do paciente e ligar a peça, os socorristas nos pacientes com alça de pressão lateral através da menção a uma frequência de 100-120 vezes / min contínua alternando tyra, pressione a pressão para baixo e levante o tempo de 1:1, compre pressão vertical, quando estiver a balançar, levante a pressão vertical equilibrada, controlo da pressão em 50 kg, na força em 30 kg.Ao pressionar o abdómen, pode elevar o músculo do septo, elevar o coração, desempenhar o papel de "bomba cardíaca", aumentar a pressão dentro do peito e aumentar a frequência cardíaca.Levantar o abdómen, a pressão abdominal diminui rapidamente, o diafragma desce ao máximo, expande o volume da tíbia, aumenta a pressão negativa no peito, também dá pleno funcionamento ao mecanismo de "bomba de peito", promove a circulação sanguínea.A pressão abdominal no processo de elevação e aumento da resistência da aorta abdominal, aumenta a pressão de perfusão coronária, que pode fornecer mais fluxo sanguíneo fresco rico em oxigénio ao coração, e pode fazer com que o sangue da veia cava inferior volte à aurícula direita;Por outro lado, o movimento para cima e para baixo pode fazer com que o diafragma altere a pressão no peito, o diafragma desce e a pressão negativa no peito aumenta, o que é vantajoso para a entrada de ar nos pulmões, o diafragma sobe para a descarga de gás nos pulmões, desempenha o papel de "bomba" pulmonar, inspira e expira, consegue in vitro a utilização de respiração artificial, realiza a integração da RCP.

Geddes et al. descobriram que as compressões do ritmo abdominal foram comparadas com a RCP tradicional. O primeiro pode melhorar a taxa de perfusão coronária em cerca de 6000 e não prejudica a função dos órgãos. o Universidade de Purdue um estudante para observar, se após cada compressão torácica em uma pressão abdominal será capaz de dobrar um fluxo sanguíneo de RCP, mostra as compressões abdominais RCP eficaz RCP tornou-se uma preocupação. Cada vez que as compressões abdominais são relaxadas, o diafragma naturalmente volta à sua posição original e não pode maximizar o movimento do diafragma. O método de pressão abdominal pode maximizar o movimento do diafragma, e a elevação ativa acelera o movimento do diafragma, garantindo uma circulação e respiração eficazes.A RCP com pressão de elevação abdominal é especialmente adequada para deformidades torácicas, traumatismos torácicos, hemopneumotórax, pacientes cardíacos com mioparalisia respiratória com paragem cardíaca, respiração em traumatismos abdominais, rutura do diafragma, hemorragia das vísceras abdominais, aneurisma da aorta abdominal e condições de massa gigante abdominal, tais como deficientes.Além disso, quando a RCP era realizada com pressão abdominal, uma pessoa era responsável pela pressão e a outra era responsável pela respiração artificial, especialmente no local da ajuda humanitária, pessoal de emergência e equipamento de resgate inadequado, para suporte respiratório a recuperação dos pacientes, pressão abdominal semelhante à respiração abdominal, cada um dos volumes correntes medidos de pressão de 500 ml, próximo ao valor fisiológico da respiração humana, assim alcançado em pacientes com parada cardíaca após trauma no verdadeiro sentido de recuperação cardíaca e pulmonar simultaneamente.

5.2.2CPR sob o músculo diafragmático

Em ambientes diferentes, para vários tipos de traumatismos e o aparecimento de uma paragem cardíaca, o método de recuperação continua a ser, frequentemente, as compressões torácicas, mas, como resultado dos traumatismos sofridos pelos doentes após a paragem cardíaca, na sua maioria fracturas das costelas torácicas, o resultado da técnica normal de RCP é insatisfatório;Embora o efeito da compressão cardíaca torácica aberta seja certo, mas, devido ao grande consumo de tempo e aos danos, a aplicação clínica é limitada, especialmente em pacientes com trauma abdominal em condições especiais, como operação aberta de parada cardíaca, porque a cavidade abdominal aberta, a RCP padrão é difícil de dar pleno desempenho ao seu papel como bomba de mama, não pode garantir o suprimento de sangue das vísceras importantes, baixa taxa de sucesso de recuperação clínica, recuperação após a qualidade de vida dos pacientes é difícil de satisfatória.A RCP com o coração sob o diafragma é capaz de utilizar uma incisão aberta no abdómen para estabelecer rapidamente uma circulação sanguínea eficaz.

Depois de cada músculo carregar o coração lotado, o método de implementação concreta da RCP é: sob o artista está localizado no paciente, o centro da incisão do abdome superior na cavidade abdominal, incisão aberta com cavidade abdominal aberta, a mão direita é estendida a partir da incisão abaixo do diafragma, 2-5 refere-se ao dedo colocado no fundo após o diafragma do coração preso com uma superfície, a mão esquerda do executante no meio do peito 1/3 após a fixação das mãos com a coordenação do pulso do cotovelo direito para estimular a mão direita refere-se de 2 a 5 do impacto do ritmo em direção ao esterno em elevação, o diafragma sobe 4-5 cm, depois relaxa o diafragma de volta rapidamente para o in situ, de modo a alternar regularmente, transportar frequência lotada 100 batimentos por minuto.O princípio é que o músculo cardíaco é o esterno, a parte inferior do músculo e, em seguida, a coluna vertebral, o pericárdio do coração para restringir o movimento da esquerda e da direita, há uma certa elasticidade no músculo septal. Quando o operador usa a palma da mão 2-5 para levantar o diafragma para levantar o coração atrás do esterno, o sangue da bomba é alcançado através do mecanismo de "bomba cardíaca". Ao mesmo tempo, o músculo diafragmático é movido para cima, e o volume da cavidade torácica é relativamente pequeno, o que causa o aumento da pressão intratorácica, e a "bomba torácica" é usada para melhorar o fluxo sanguíneo do miocárdio.Quando o operador 2 -- 5 se refere a abaixar o retorno do diafragma, o tórax aproximadamente intratorácico reduz a baixa mudança de volume relativo, faz o refluxo do sangue venoso para o coração, de modo que sob o diafragma ritmicamente carregado para apertar o coração, e substituir o palpitar natural do coração, para atingir o objetivo de manter a circulação do sangue; O diafragma move-se para cima e para baixo, levando a mudanças na pressão da cavidade torácica. Desempenha também o papel de "bomba pulmonar", que é complementado por uma certa ventilação pulmonar.

Por várias razões causadas pela paragem cardíaca, o mais importante é a linha de extrusão do coração, manter a perfusão do órgão vital e promover o salto do coração, independentemente do método, apenas perto do coração da extrusão para manter o bom volume do AVC do coração, a fim de atender a perfusão sanguínea cardio-cerebral de um músculo tão importante, tornou-se o consenso das pessoas.Abrir sob o diafragma carrega o peito de RCP de coração lotado (OCCPR) nos pequenos danos da estrada, pouco tempo, fácil de operar, fácil de implementar, ao mesmo tempo sem ser limitado pela condição de respiração artificial, e pode evitar OCCPR opressão defeitos da artéria coronária atrial, é bom para o coração e ressuscitação pulmonar.Nos últimos anos, temos evitado a insuficiência de compressões torácicas e OCCPR. Combinado com a prática clínica de acordo com diferentes situações de pacientes com parada cardíaca, para projetar o aberto sob o diafragma para cima realizado para a frente coração lotado RCP, por várias razões que levam ao coração da parada cardíaca de respiração de resgate, o teste de experimentos clínicos e animais recebeu o bom efeito da RCP.Este método é adequado para doentes com paragem cardíaca durante uma cirurgia abdominal aberta.Este método tem grande flexibilidade, como a rutura primária ou secundária do diafragma de pacientes com parada cardíaca, pode ser diretamente através do diafragma até a estrada para a extrusão miocárdica do tórax, para que possa ser usado para compressões torácicas de rotina são contra-indicados, como deformidade torácica, hemopneumotórax, respiração, trauma torácico mioparalisia OCCPR incondicionalmente em nossos pacientes hospitalares com bloqueio de parada cardíaca ou aberto após veia cava inferior em pacientes com transplante de fígado complicados com parada cardíaca, a vantagem das caraterísticas da incisão abdominal existente em claro, convenientemente sob o diafragma transportar coração apoio loop lotado, todos os casos recuperar o ritmo autonômico do coração, recebeu bons resultados, é prático, conveniente e seguro, confiável, individualizado método de circulação de apoio artificial, especialmente adequado para trauma cirurgia de trauma abdominal e outros casos apareceu necessidade urgente de resgate de ressuscitação de parada cardíaca.

5.3Sair da tradicional RCP enganosa

A paragem cardíaca é um tipo de ameaça direta à vida e à saúde das pessoas. Todos os anos, no nosso país, cerca de 500 000 pessoas morrem subitamente e, com o aumento das doenças dos vasos sanguíneos da cabeça do coração, a paragem cardíaca tornou-se um problema mundial e uma grande preocupação. Após mais de 50 anos de exploração e prática, a taxa de auto-recuperação da reanimação cardiopulmonar (RCP) melhorou, mas a taxa de sobrevivência dos doentes não é a ideal, pelo que, ao explorar e melhorar o novo método, devemos resumir constantemente a experiência e as lições, e encontrar os erros no processo de RCP, de modo a compreender e implementar corretamente a RCP e melhorar a taxa de sucesso do tratamento.

5.3. 1Programa de RCP estereotipado

A "estereotipagem" da RCP refere-se ao uso rotineiro de um determinado procedimento de resgate de RCP, independentemente das necessidades objectivas e reais da pessoa. 2010 A edição das diretrizes de RCP mudou desde a década de 1960, as diretrizes de RCP padrão internacional para estabelecer o ABC usado desde a ventilação artificial (vias aéreas abertas - B - C compressões torácicas) programa de resgate, rompeu as limitações do programa ABC tradicional, mudança para o programa CAB (C compressões torácicas - abrir as vias aéreas - B) ventilação artificial, é o reconhecimento de RCP no salto A.No entanto, cada vez que a RCP é implementada, existem caraterísticas diferentes, e qualquer procedimento de resgate fixo pode fazer com que alguns pacientes percam a chance de RCP. O problema não é o programa em si, mas nossa perceção do escopo do programa. procedimento de resgate pode ser ABC, CAB até ACB e vários padrões, de acordo com a situação de resgate, capacidade do membro de alívio para resgatar o meio ambiente, as instalações como particularidade, programa de RCP de combinação deliberada.Em crianças, a paragem cardíaca secundária foi causada por asfixia. No primeiro caso, o conteúdo de oxigénio no sangue no corpo é rico, pelo que as compressões torácicas (procedimento CAB) podem ser obtidas.O último conteúdo de oxigênio no sangue arterial em declínio grave, o tempo de parada repentina do coração não é suficiente para sustentar a demanda de oxigênio do corpo, então você deve abrir o programa de respiração artificial (ABC), para ajudar a melhorar os pacientes com conteúdo de oxigênio no sangue arterial. tudo em tudo, para romper o estabelecido no programa clínico de RCP RCP, aderir ao princípio de buscar a verdade a partir da combinação de fatos do programa de RCP, usando o modo de pensamento de salto de pensamento, para compreender com precisão o programa de resgate de RCP, realizar circunstâncias alteradas, alterar a ordem é útil.

5.3. 2CPR

A ressuscitação cardiopulmonar (RCP) é um suporte respiratório que desconecta o ar e o fluxo sanguíneo depois que a circulação artificial é interrompida. As diretrizes de RCP mencionadas na versão 2000 de ambas as reentradas após 2 compressões torácicas de respiração de resgate, 15 ou 2010 versão das diretrizes de RCP mencionadas nas primeiras 30 compressões torácicas para novamente após 2 vezes está no ar, suporte de pressão ventilação do período interictal, respiração artificial e compressões torácicas são separadas.No caso de respiração artificial, há pouco ou nenhum fluxo sanguíneo pulmonar, portanto, há pouco ou nenhum fluxo sanguíneo pulmonar, e a relação VA / Q aumenta, e o gás nos pulmões não pode ser totalmente oxigenado. compressões torácicas, apenas ventilação pulmonar limitada ou inexistente, relação VA / Q diminuída, o desequilíbrio VA / Q, quase apresenta um estado de ventilação de "espaço morto", o gás sanguíneo não pode ser atualizado de forma eficaz, não pode efetivamente aliviar a falta de oxigênio e retenção de dióxido de carbono do corpo, incapaz de realizar o suporte de respiração artificial.Por conseguinte, li-xiang wang propôs a RCP com pressão abdominal, como a lei, por um lado, aumentando a resistência da aorta abdominal, a pressão de perfusão coronária (CAM), nomeadamente o aumento do fornecimento de oxigénio no sangue, e promove o refluxo sanguíneo da veia cava inferior, mantendo um ciclo artificial eficaz;Por outro lado, o movimento para cima e para baixo pode fazer com que o diafragma altere a pressão no peito, o diafragma desce, a pressão negativa no peito aumenta, o ar entra nos pulmões, o diafragma para cima é necessário para a descarga de gases nos pulmões, desempenha plenamente o papel da bomba pulmonar, de modo a racionalizar a relação VA/Q, implementar uma ventilação pulmonar eficaz, melhorar o teor de oxigénio no sangue arterial.O método de RCP com pressão abdominal combina a "bomba pulmonar" com a "bomba cardíaca" para realmente alcançar a RCP integrada com circulação artificial e suporte respiratório. Quando a "estrada do peito" é bloqueada, a "estrada da barriga" deve ser alterada para usar o modo de pensamento plano e expandir o pensamento, que é a base para o pensamento bem-sucedido da RCP no abdômen.

5.3.3Formalização do CPR

A "formalização" da RCP é ignorar o efeito das compressões torácicas, ao mesmo tempo em que enfatiza demais a implementação das compressões torácicas, a prática clínica provou que a parada cardíaca espontânea foi prolongada (> 15min) e a complacência cardíaca foi significativamente reduzida, ao mesmo tempo em que as compressões torácicas exigem que as operações do socorrista atinjam pressão e pressão suficientes, o que poderia causar uma fratura das costelas em cerca de um terço das vítimas.Após a ocorrência da situação acima descrita, as compressões torácicas no mecanismo da "bomba cardíaca" e da "bomba pulmonar" ficaram muito enfraquecidas, deixaram de ter a função de promover a circulação sanguínea, de reduzir significativamente o débito cardíaco, diminuindo seriamente a taxa de sucesso da RCP.Em tal situação, devem ser procurados outros métodos de salvamento eficazes, como a utilização da pressão abdominal, ou adotar o método de RCP de alívio de pressão ativa, nomeadamente utilizando a adsorção de ventosas no elevador torácico e pressionar (peito fora da pressão) continuar a RCP.A pressão externa do tórax, ao mesmo tempo que expande ativamente o tórax, dá pleno jogo à função de "bomba cardíaca" e "bomba" pulmonar, pelo que os pacientes com paragem cardíaca durante um período considerável de tempo, o efeito de recuperação das compressões torácicas à mão livre de rotina não é óbvio, o tórax apropriado USA fora da pressão da RCP.

5.3.4Conceptualização da RCP

A "concetualização" da RCP é um fenómeno que não é coerente com a aplicação real da norma teórica das compressões torácicas.Já em 1972, sobre a descrição da massagem cardíaca de tórax aberto, a investigação sugere que o toque em mais de 20 minutos de compressões é inválido, pode ser utilizado diretamente na recuperação da pressão cardíaca de tórax aberto, quando se aceita a lesão penetrante do tórax complicada com paragem cardíaca, embolia pulmonar, tamponamento pericárdico, doentes com deformidade torácica, etc., na sua rotina de RCP in vitro deve abrir a cirurgia torácica o mais rapidamente possível, compressões cardíacas diretas.No entanto, na prática clínica, a ressuscitação cardiopulmonar (RCP) é restringida por muitos factores, tais como condições de campo, tecnologia de pessoal, requisitos de equipamento, etc., Além disso, a taxa de recuperação da RCP foi de cerca de 50%, e o grau de trauma foi enorme e os cuidados pós-operatórios foram difíceis, e os pacientes e suas famílias foram mais difíceis de aceitar. Por isso, a incisão foi aberta com cirurgia abdominal e o coração foi empurrado para baixo do diafragma. Aprovado por experiências clínicas e animais, provou que o diafragma transportava o coração cheio, estabeleceu rapidamente um método eficaz de circulação sanguínea para a RCP, pode compensar a inadequação do tórax tradicional de RCP, melhorar a taxa de sucesso de salvamento do doente, pode ainda ser considerado como uma espécie de RCP individual para ajustar as medidas às condições locais, variando de pessoa para pessoa.

5.3.5Unitização da via de RCP

No caso da RCP, um canal de infusão atempado, eficaz e seguro pode garantir que o fármaco chega ao ciclo no mais curto espaço de tempo e melhora a taxa de sucesso da RCP. No entanto, a prática clínica mostra que cerca de 5% a 10% dos doentes têm dificuldade em estabelecer o acesso vascular. Em 2005, as diretrizes da American Heart Association (AHA) para a RCP referem que os fármacos de recuperação são doseados na veia ou na cavidade medular (IV/IO) e recomendam que: "quando o resgate de emergência, adulto fora da semana 2 vezes falha de punção venosa, ou por mais de 90 s, ou seja, para construir indicações de vias de medula óssea; pacientes pediátricos preferiram acesso à medula óssea.Por um lado, as pessoas estão demasiado preocupadas com a ocorrência de osteomielite (embora a incidência de osteomielite nunca tenha sido superior a 1%); por outro lado, o preço do dispositivo elétrico para estabelecer a passagem da medula óssea é caro, e o dispositivo manual é moroso e trabalhoso; assim, de certa forma, o "monolingue" da RCP afecta a taxa de sucesso da RCP.Li-xiang wang pelo princípio da propulsão em espiral para trás ou para a frente, com a ajuda da função de rotação do esforço humano, fornece a força motriz para uma variedade de agulhas de punção da medula óssea, sob a ação desta força, a agulha de punção da medula óssea é conveniente para usar na cavidade da medula óssea e pode ser rapidamente dosada reidratação.Em conclusão, é importante promover o estabelecimento da via da medula óssea e complementar o acesso vascular, e estabelecer o canal de infusão de forma rápida e eficaz é uma garantia importante para o sucesso da RCP. A punção da cavidade da medula impulsiona o sucesso do desenvolvimento, é um sinal de abandono da infusão de complexo de equipamentos elétricos estrangeiros, para complexo foi refere-se ao ponto, este modo de pensamento implementado pelo pensamento simples.

5.3.6Silêncio de RCP

"As compressões torácicas durante a frequência e amplitude de recuperação para restaurar a circulação espontânea e a sobrevivência depois de ter a boa função do sistema nervoso é muito importante, pressione o número pela velocidade de compressão e taxa de compressão para o tempo total no processo de implementação de compressões RCP () do impacto combinado de durante a RCP, no entanto, pessoal profissional e não profissional, principalmente pelo grau de domínio pessoal das habilidades de RCP e experiência clínica para compressões torácicas.Devido à falta de dados objectivos e de instruções de supervisão da avaliação do feedback instantâneo no local, é difícil para os socorristas realizarem a RCP de acordo com os requisitos padrão de força e frequência, o que afectará inevitavelmente a taxa de sucesso da RCP.Para resolver este problema, o design do li-xiang wang é controlado pela RCP, na RCP para colocá-lo em pacientes com região lombar, de acordo com as diretrizes internacionais de 2010 para compressões torácicas de RCP com as mãos e com referência à parte de trás da janela do visor, solicite pressão padrão e ajuste de frequência em tempo real, para completar as compressões torácicas padrão, fazer com que originalmente a placa com uma única função de suporte se torne capaz de fornecer uma dica padrão aos socorristas de parâmetros e frequência de pressão traseira inteligente multifuncional, evitando efetivamente as compressões torácicas não padronizadas causam complicações como fraturas de costelas no peito, a padronização da RCP quando a operação é superior à RCP tradicional.A investigação e o desenvolvimento do tipo de controlo da RCP consiste na aplicação de sensores de pressão, de controlo do som e da luz e de outras tecnologias à placa de suporte da RCP. Este modo de pensar transplantado revela grande vitalidade.

5.3.7Tempo limite para a RCP

No passado, os pacientes com ressuscitação cardiopulmonar (RCP) por 30 minutos após a parada cardíaca não tinham visto ROSC, e a avaliação da função cerebral era irreversível, e o médico havia anunciado o término da RCP.Com a compreensão da doença e os avanços da ciência e da tecnologia modernas, alguns doentes com paragem cardíaca podem renascer com uma RCP prolongada adequada.Portanto, não deve ser simplesmente parar o limite de tempo de recuperação de acordo com os requisitos da generalidade do guia, li-xiang wang assumir a liderança no final, como a definição de RCP questão de limite de tempo, e com o especialista do nosso país famosa monografia circulação cardiovascular escrito pelo professor cheng mostrar cooperação som deve prestar atenção à ressuscitação cardiopulmonar longa (RCP), apresentar as seguintes circunstâncias muito tempo. RCP: (1) causas especiais: afogamento, (congelamento) a baixa temperatura, fortes danos à luz, como envenenamento por drogas causado por parada cardíaca, como o homem afogado devido ao "mergulho" refletiu o sangue do intestino e dos membros para o cérebro e o coração, tem certo efeito protetor e pode prolongar o limite de tempo de recuperação; (2) grupos desfavorecidos especiais, especialmente crianças menores de cinco anos em parada cardíaca, por causa da forte tolerância das crianças aos danos do que os adultos, mesmo que o exame neurológico não tenha sido respondido, algumas funções cerebrais importantes ainda podem ser restauradas;(3) ambiente médico especial, como a anestesia cirúrgica que ocorreu a paragem cardíaca, pode ter como premissa o baixo metabolismo da anestesia, combinado com as instalações de monitorização e tratamento, a recuperação completa e o pessoal treinado para participar, os académicos estrangeiros chamam-lhe um local ideal para RCP prolongada;Reanimação cardiopulmonar interventiva (RCP) com reanimação cardiopulmonar interventiva (RCP), reanimação cardiopulmonar (RCP), reanimação cardiopulmonar (RCP), circulação extracorpórea (RCP) e circulação extracorpórea (RCP).Em suma, em matéria de vida humana, mais duvidar do valor do pensamento; Na prática clínica, devemos usar a RCP ultra-longa de acordo com a situação específica do paciente, e tentar melhorar a taxa de sucesso da RCP.RCP: (1) causas especiais: afogamento, (congelamento) a baixa temperatura, fortes danos à luz, como envenenamento por drogas causado por parada cardíaca, como o homem afogado devido ao "mergulho" refletiu o sangue do intestino e dos membros para o cérebro e o coração, tem certo efeito protetor e pode prolongar o limite de tempo de recuperação; (2) grupos desfavorecidos especiais, especialmente crianças menores de cinco anos em parada cardíaca, por causa da forte tolerância das crianças aos danos do que os adultos, mesmo que o exame neurológico não tenha sido respondido, algumas funções cerebrais importantes ainda podem ser restauradas;(3) ambiente médico especial, como a anestesia cirúrgica que ocorreu a paragem cardíaca, pode ter como premissa o baixo metabolismo da anestesia, combinado com as instalações de monitorização e tratamento, a recuperação completa e o pessoal treinado para participar, os académicos estrangeiros chamam-lhe um local ideal para RCP prolongada;Reanimação cardiopulmonar interventiva (RCP) com reanimação cardiopulmonar interventiva (RCP), reanimação cardiopulmonar (RCP), reanimação cardiopulmonar (RCP), circulação extracorpórea (RCP) e circulação extracorpórea (RCP).Em suma, em matéria de vida humana, mais dúvidas sobre o valor do pensamento; Na prática clínica, devemos usar a RCP ultralonga de acordo com a situação específica do paciente e tentar melhorar a taxa de sucesso da RCP.

5.3.8A popularidade da marginalização do CPR

A prevalência da "marginalização" da RCP significa que há um equívoco entre alguns trabalhadores médicos que desprezam a RCP. Estudos observacionais dos estados membros do conselho de recuperação asiático mostraram que a RCP com testemunhas oculares teve um efeito positivo na melhoria das taxas de sobrevivência em pacientes com parada cardíaca externa.Os países desenvolvidos, em meados do século XX, realizaram amplamente a legislação médica de primeiros socorros, regulamentos, todos os cidadãos devem ter o dever de primeiros socorros, e nosso país neste campo está relativamente atrasado, o sistema de emergência pré-hospitalar em nosso país ainda não é perfeito, a taxa de penetração nacional de RCP é muito menor do que a Europa e os Estados Unidos e outros países desenvolvidos, e contando com hospital ou organização de emergência pré-hospitalar e espera passiva, isso também leva ao tratamento de parada cardíaca são os fatores importantes da taxa de sobrevivência é baixa.Como o sistema médico de emergência e os trabalhadores médicos precisam identificar e fortalecer os elos fracos da cadeia da vida em nosso país, coloque o foco da parada cardíaca de emergência pré-hospitalar em popularizar o resgate familiar e o tratamento médico de emergência da comunidade, como dever próprio, começa por si mesmo, começa pela família: 1 o médico treinando 5 ~ 10, 2 milhões de médicos podem fazer 1000 ~ 20 milhões em nosso país as pessoas dominam as habilidades básicas de autoajuda de emergência familiar, este também é um tipo de modelo de treinamento de RCP, referido como o modo de treinamento "bola de neve", a posição de emergência para a frente para a casa uma autoajuda habilidades comunitárias para dominar e popularizar o público a idéia, é um exemplo de pensamento divergente.Através da ideia, para construir uma emergência familiar de primeiros socorros, buffet de intervenção comunitária, 120 cuidados profissionais, emergência hospitalar sénior, emergência pré-hospitalar "quatro um" novo modelo, que pode reduzir o custo da formação em RCP, tanto as competências em RCP para mais pessoas, como pode melhorar significativamente a taxa de sobrevivência do tratamento da paragem cardíaca na China.

A RCP é um suporte para os pacientes no final da vida, pode ser uma RCP cognitiva precisa, relaciona-se diretamente com a segurança da vida dos pacientes, será a menor negligência, encontramos e resumimos cuidadosamente os pontos cegos e as armadilhas no processo de RCP e tentamos ativamente a correção. No entanto, existem muitos problemas não reconhecidos na RCP e evitam a ênfase "mecanizada" na medicina baseada em evidências para evitar a inovação e o desenvolvimento da tecnologia e promoção da RCP.

Capítulo 6

Consenso dos peritos sobre a RCP abdominal

DOI:10.3760/cma.j.issn.1671-0282.2013.09.004

Autor correspondente : Lixiang Wang, Email: wjjjwlx@163.com

A reanimação cardiopulmonar (RCP) moderna tem sido praticada há mais de 50 anos e a recuperação da circulação espontânea (ROSC) tem sido melhorada, mas a taxa de sobrevivência ainda não é a ideal[1-2] . É uma missão importante para os profissionais de reanimação cardiopulmonar melhorar e explorar as técnicas e métodos adequados de RCP para melhorar a taxa de sobrevivência dos doentes em RCP.O grupo chinês de reanimação cardiopulmonar com pressão abdominal (RCP), com base nas necessidades reais da RCP clínica, compensou a deficiência das compressões torácicas tradicionais e da RCP e chegou a um consenso sobre a RCP com pressão abdominal.

6.1Antecedentes da RCP por compressão abdominal

6.1.1Limitações da RCP tradicional

A RCP tradicional (ressuscitação cardiopulmonar padrão, STD - RCP) quando a restrição das suas compressões torácicas contraindicado limitações, e restringir o âmbito da sua aplicação clínica.Na implementação das compressões, é necessária força suficiente (45 ~ 55 kg) e amplitude (> 5 cm), cerca de um terço da fratura da costela BeiJiuZhe[3] , e para costelas fracturadas com traumatismo torácico de paragem cardíaca, paragem cardíaca, PCR), os doentes com compressões torácicas, a causa da fratura final pode aumentar a lesão da fratura e o pulmão e a pleura e o tabu; além disso, é difícil garantir a pressão e a amplitude tradicionais do tórax, o que pode afetar o desempenho ideal da "bomba cardíaca" e da "bomba torácica"[4] .Por conseguinte, para alguns doentes com AC com compressões torácicas contra-indicadas, as compressões torácicas simples não podem satisfazer as necessidades clínicas.

6.1. 2Defeito da reanimação cardiopulmonar tradicional

O STD-CPR só pode ser efectuado num único ciclo e não pode tratar a falta de ar.De acordo com as diretrizes internacionais de ressuscitação cardiopulmonar (RCP) para compressões torácicas e relação de ventilação RCP, compressões torácicas artificiais, o ciclo termina, ventilação artificial para a imprensa o período de interrupção da ventilação, fazer artificialmente ventilação artificial e compressões torácicas foram separados, na respiração artificial sem circulação, ventilação e fluxo sanguíneo, a separação anormalidades na relação ventilação / fluxo sanguíneo (V / Q), afetando as trocas gasosas dos pulmões, não pode garantir a oxigenação RCP[5] e resulta na diminuição da taxa de sucesso da recuperação.

6.1.3 Unilateralidade da RCP tradicional

Na ressuscitação cardiopulmonar (RCP) clínica real, a AC pode ser dividida em duas categorias, AC secundária e AC primária, com mais de AC secundária, sufocando alimentado (por exemplo, afogamento, asfixia, insuficiência respiratória, etc.), as reservas de oxigénio de paragem súbita cardíaca podem ter-se esgotado, portanto, mais ênfase na importância do suporte respiratório, neste momento para fornecer em conformidade com o mecanismo fisiológico do modo de ventilação artificial ideal, nomeadamente sob as condições de ventilação de sincronização de ciclo artificial, para garantir a eficácia da ventilação alveolar, para garantir que a oxigenação da RCP, e as compressões torácicas STD - RCP puras não sejam suficientes.É importante manter uma ventilação pulmonar eficaz o mais cedo possível quando a via aérea artificial é estabelecida incondicionalmente, especialmente antes de a intubação traqueal ser ligada à ventilação do respirador.

6. 2Mecanismo principal da RCP por compressão abdominal

6.2. 1Mecanismo da bomba abdominal

Babbs[6] mecanismo de bomba abdominal foi proposto, que quando a pressão abdominal aumentou a pressão intra-abdominal, a opressão do fígado no sangue do fígado esvaziando rapidamente, a função de esvaziamento das veias hepáticas no fluxo sanguíneo da veia cava inferior, aumento da pressão arterial. Quando o abdômen está relaxado, a pressão na cavidade abdominal é diminuída, a cavidade abdominal é aberta, o sangue do membro inferior flui suavemente e a pressão abdominal apropriada pode produzir o débito cardíaco de 6 L / min.Quando o abdómen comprime a pressão intra-abdominal, as vísceras abdominais e a capacidade de compressão vascular, fazem com que os órgãos abdominais contenham 25% do sangue do corpo humano, o coração das pessoas, aumentam a pressão arterial e a pressão de perfusão coronária. Entretanto, a veia cava está aberta e o sangue das extremidades inferiores está a fluir suavemente, preparando-se para o próximo débito cardíaco .[7-11]

6.2. 2Mecanismo da bomba torácica

No passado, Rudikoff et al.[12] propuseram a teoria da bomba torácica. As compressões torácicas aumentam a pressão intratorácica, o coração, a pressão intravascular do tórax, o sangue flui para a frente, as compressões torácicas relaxam o ressalto torácico, a pressão venosa do tórax dentro e fora do refluxo sanguíneo volta para o coração.A pressão abdominal atual, a pressão no interior da cavidade abdominal, a pressão do diafragma para cima, o volume do conteúdo do tórax diminui, e o aumento da pressão intratorácica, o volume de compressão cardíaca diminui, e desempenha o papel de bomba de peito, a ejeção cardíaca produz, o fluxo dentro da frequência cardíaca.A pressão abdominal diminui rapidamente, o diafragma desce ao máximo, expande o volume do tórax, aumenta a pressão negativa no tórax, também dá pleno uso ao mecanismo de "bomba de peito", diastólica, promove o refluxo sanguíneo, para preparar a próxima pressão que o coração bombeia o sangue .[13-15]

6.2. 3Mecanismo da bomba pulmonar

Li-xiang wang[16-18] apresentou, tal como o abdómen quando a pressão do mecanismo da bomba pulmonar, a investigação indica que, quando se pressiona o abdómen, a pressão da cavidade abdominal aumenta, o diafragma sobe, o volume do tórax diminui e a pressão negativa intratorácica diminui, e a retração da compressão pulmonar na descarga de gás alveolar, a RCP completa a respiração dos doentes.Tyra abdómen, a queda de pressão abdominal, fazer o diafragma para baixo, causar aumento do volume do tórax, a pressão negativa intratorácica aumenta, os pulmões e fazer o ar para o alveolar, respiração completa em pacientes.pressão abdominal CPR para adoção sob a passiva do diafragma, para facilitar os movimentos respiratórios, dar jogo para o papel da bomba "pulmão", função respiratória pulmonar completa, e sinergia, e mecanismo de bomba abdominal sob as condições de ciclo contínuo fazer suporte de respiração artificial, realmente alcançar a respiração e circulação para os esforços de recuperação.

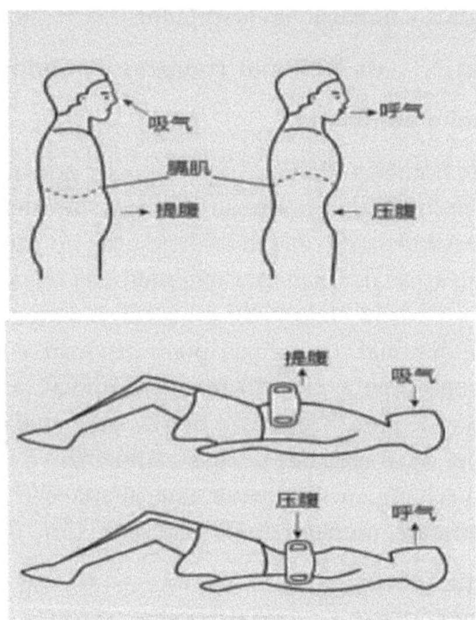

Figura 1. diagrama esquemático da compressão abdominal in vitro

6. 3Aplicação clínica da RCP por compressão abdominal

6.3.1Instrumento para pressão abdominal RCP

A ressuscitação cardiopulmonar por pressão abdominal (RCP) é utilizada para realizar a RCP no abdómen, pressionando e puxando o abdómen, pressionando a placa de pressão, o dispositivo de pressão negativa e o manípulo de pressão. O dispositivo da forma da placa de pressão é um triângulo isósceles superior, um polígono retangular inferior e um retângulo de aresta longa para o lado inferior do triângulo isósceles, um retângulo no meio de uma abertura circular.O dispositivo de pressão negativa é um dispositivo de pressão negativa do tipo pistão e a sua abertura está intimamente ligada à abertura circular do retângulo inferior da placa de pressão. A pega de pressão está localizada na parte superior do dispositivo de pressão negativa e está intimamente ligada ao invólucro do dispositivo de pressão negativa na superfície horizontal da placa de pressão .[19-21]

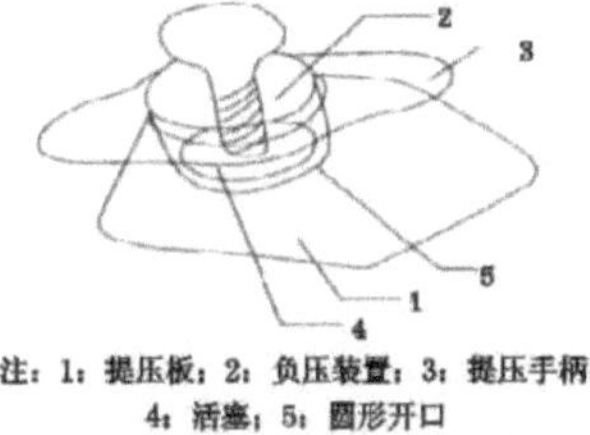

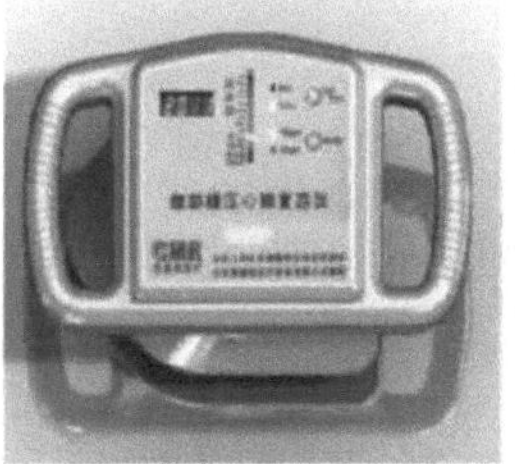
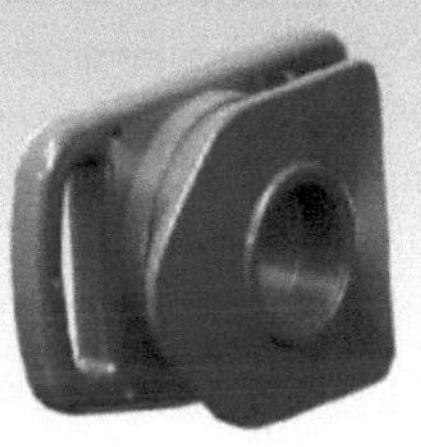

Figura 2. RCP com instrumento de compressão abdominal

6.3.2Métodos de elevação abdominal e RCP por compressão

Os socorristas carregam o controlador de pressão com as mãos entrelaçadas, a peça de ligação fica plana na parte superior do abdómen de BeiJiuZhe, o ângulo do ápice da peça de ligação na parte superior do triângulo, por baixo da margem costal e do processo xifoide, a abertura do dispositivo de pressão negativa e BeiJiuZhe em contacto estreito com a pele, o dispositivo de pressão negativa de arranque rápido, o abdómen do doente e a peça de ligação.Os socorristas em doentes com pressão lateral manipulam através da menção 100 vezes/min alternando a frequência de elevação contínua, pressionam a pressão para baixo e levantam o tempo de 1:1, compram a pressão vertical, quando estão a balançar, levantam a pressão vertical equilibrada, controlam a pressão em 50 kg, controlam a força de elevação em 30 kg .(19-21)

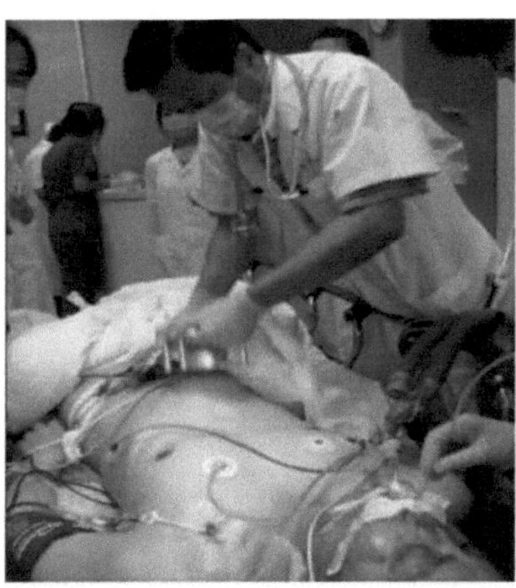
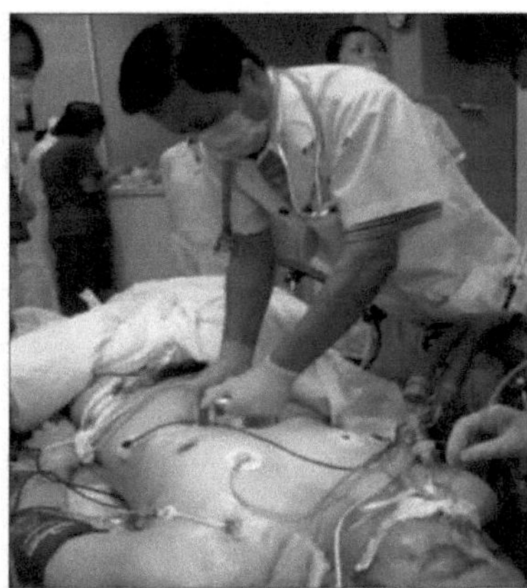

Figura 3. Aplicação da RCP de elevação e compressão abdominal

6.3.3Indicação da pressão abdominal RCP

A aplicação precoce da RCP com pressão abdominal, o tratamento da PCR traumática do tórax, a fraqueza do poço e a depressão respiratória em doentes com anestesia geral, sugere que, ao mesmo tempo que se estabelece uma circulação eficaz, se alcança o papel da respiração abdominal in vitro, se implementa a condição de ciclo artificial ininterrupto de ventilação.Em particular, é adequado para doentes com deformidade torácica, traumatismo torácico, fracturas torácicas, compressões torácicas e compressões torácicas, bem como paragem respiratória cardíaca com apneia e paralisia respiratória. É proibido durante traumatismos abdominais, rutura do diafragma, hemorragia das vísceras abdominais, aneurisma da aorta abdominal e massa abdominal maciça .[22]

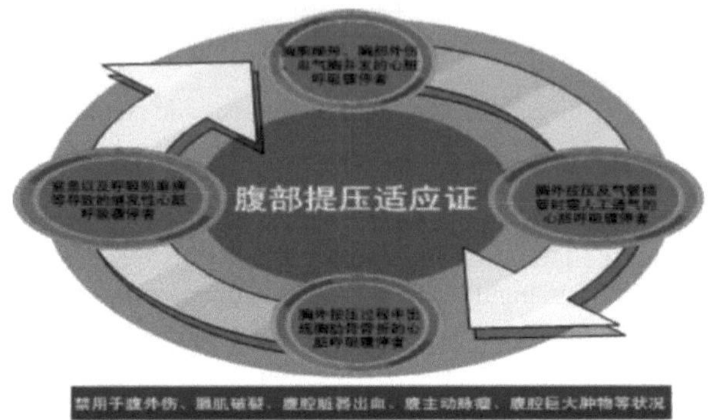

Figura 4. Indicação de elevação e compressão abdominal RCP

Com o passar do tempo e o progresso da tecnologia, especialmente o estudo aprofundado e o desenvolvimento da aplicação clínica, a nova abordagem à RCP tem amplas perspectivas. RCP abdominal outra estrada abdominal "abdômen" se move, faz compressões torácicas tabu no passado ao mesmo tempo, respiração abdominal desde a sua respiração abdominal in vitro também atender a demanda de pacientes com CA com suporte respiratório, implementa o conceito científico de recuperação de coração e pulmão simultaneamente.A corrente não pode ser sincronizada com a ventilação, ou seja, somente quando o ciclo de compressões torácicas sem ventilação, em seguida, dar ventilação artificial e circulação artificial, levar à relação de fluxo de ar, a ventilação dos pulmões não pode efetivamente; E a RCP abdominal por pressão abdominal realiza a condição de ciclo artificial ininterrupto para ventilação, função de ventilação alveolar de forma eficaz, garantir a oxigenação da RCP, isso fornecerá ressuscitação cardiopulmonar (RCP) com o novo modo e injetar nova vitalidade.

Lista de co-autores (por ordem alfabética do nome):

Cai Hongliu, Cheng Xiansheng, Fan Da, Fu Xiaobing, Fu Yan, Gongbao Caidan, Guo Shubin, Hou Shike, Hu Aimin, Huang Zitong, Jiang Jianxin, Li Tanshi, Li Qilin, Liang Liwu, Liu Huiliang, Liu Xiaohua, Liu Zhongmin, Ma Yuefeng, Qin Weiyi, Qiu Zewu, Shen Hong, Sheng Zhiyong, Song Qing, Song Wei, Song Zujun, Sun Haichen, Tian Zhenbiao, Wang Lixiang, Wang Yitang, Wang Zhengguo, Wu Tianyi, Xu Tie, Yan Chongyuan, Yao Yongming, Yu Xuezhong, Yu Tao, Yue Maoxing, Zhang Liyuan, Zhang Lianyang, Zhao Xiaodong, Zhao Zhongxin, Zheng Jingchen, Zhou Rongbin, Zou Shengqiang.

Referências

[1] Mosesso VN. Como a sua comunidade pode melhorar a sobrevivência após uma

paragem cardíaca súbita [J]. Prehospital Emergency Care, 2011, 15(3):443.

[2] Field JM, Hazinski MF, Sayre M, et al. Parte 1: resumo executivo: diretrizes da American Heart Association de 2010 para ressuscitação cardiopulmonar e cuidados cardiovasculares de emergência [J]. Circulation, 2010, 122(18 Suppl 3): S640-656.

[3] Lederer W, Mair D, Rahl W, et al. A frequência das fracturas das costelas e do esterno associadas à reanimação cardiopulmonar extra-hospitalar é subestimada pela radiografia convencional do tórax [J]. Resuscitation, 2004, 60(2): 157-162.

[4] Abella BS, Alvaradu JP. Myklebust H. et al. Qualidade da reanimação cardiopulmonar durante uma paragem cardíaca hospitalar [J]. JAMA. 2005, 293(3): 305-310.

[5] Wang LX, Zheng JC. O novo caminho: ressuscitação cardiopulmonar abdominal [J]. Chin Crit Care Med, 2013, 25(2): 68-69.

[6] Babbs CF. RCP com compressão abdominal interposta: uma revisão abrangente baseada em evidências [J]. Resuscitation, 2003.59(1): 71-82.

[7] Li HQ, Wang LX. O progresso da ressuscitação cardiopulmonar abdominal [J]. Chin J Emerg Med, 2011, 20(5): 551-554.

[8] Li HQ, Wang LX, Liu YH, et al. Estudo experimental sobre o efeito da pressão abdominal na hemodinâmica de suínos em paragem cardíaca [J]. Chin Crit Care Med. 2011, 23(10): 631-632.

[9] Li XM, Wang LX. Estudo experimental do método de suporte à respiração abdominal [J]. Chin Crit Care Med, 2012, 21(2): 215-218.

[10] Li XM, Wang LX, Liu YH, et al. Estudo experimental sobre os efeitos da elevação e compressão abdominal rítmica durante a reanimação cardiopulmonar num modelo suíno de asfixia[J]. Chin Crit Care Med, 2012, 24(4): 237-240.

[11] Wang LX, Liu YH, Li XM, et al. A compressão sustentada da aorta abdominal eleva a pressão de perfusão coronária após paragem cardíaca induzida por asfixia num modelo de coelho [J]. Hong Kong J Emerg Med. 2013,20: 18-24.

[12] Rudikoff MT, Maughan WL, Efron M, et al. Mechanisms of blood flow(1uring cardiopulmonary resuscitation[J]. Circulation, 1980, 61(2): 345-352.

[13] Wang LX, Ding CX, Li X, et al. Um estudo experimental sobre ressuscitação cardiopulmonar por massagem cardíaca sob o músculo diafragmático para coelhos com paragem cardíaca [J]. Chin Crit Care Med. 2008,20(12): 717-720.

[14] Wang LX, Liu YH, Zhou MH, et al. Efeitos da compressão cardíaca sunbdiafragmática na paragem cardíaca durante o transplante de fígado[J] . Chin Med J(Engl), 2012, 125(12): 2228-2230.

[15] Sun K, Wang LX, Li XM, et al. Efeitos da ressuscitação cardiopulmonar por massagem cardíaca sob o músculo diafragmático em porcos com paragem cardíaca[J]. China

Journal of Emergency Resuscitation and disaster medicine, 2011.6(12): 1050-1051, 1077.

[16] Li XM, Wang LX, Liu YD, et al. Estudo experimental sobre os efeitos da elevação e compressão abdominal rítmica durante a reanimação cardiopulmonar num modelo suíno de asfixia[J]. Chin Crit Care Med, 2012, 24(4): 237-240.

[17] Wang LX, Liu YH, Li XM, et al. Efeito da manobra de elevação e compressão abdominal para ressuscitação cardiopulmonar na ventilação em porcos com paragem respiratória [J]. Chinese Critical Care Medicine, 2011, 23(6): 368-369.

[18] Wang LX, Sun K, Ma Lz, et al. Efeitos de diferentes métodos de RCP no volume corrente de pacientes com paragem cardíaca [J]. Chin Crit Care Med, 2009, 29(9): 784.

[19] Wang LX, Zheng JC. Um novo método de ressuscitação cardiopulmonar executado por abdominal rítmico e compressão [J]. Chin Crit Care Med, 2009.2l(6): 323-324.

[20] Wang LX, Zheng JC, Sun K, et al. RCP abdominal controlada por sensor: China, ZL200920160376.3[P].2010-04-14.

[21] Wang LX, Zheng JC, Hou SK, et al. Máquina de respiração abdominal externa: China, ZL200920164343.6[P].2010-04-21.

[22] Wang LX, Shen H. RCP individualizada [J]. Chin Crit Care Med, 2007, 16(8): 895-896.

Capítulo 7

Resultados clínicos da RCP abdominal

Secção 1 Resultados da investigação publicados em revistas inglesas

I Resumo da reanimação cardiopulmonar ativa por compressão-descompressão abdominal

Após 50 anos de esforços, embora a taxa de restabelecimento da circulação espontânea (ROSC) tenha aumentado, a taxa de alta continua a ser insatisfatória. As razões são as seguintes. Em primeiro lugar, os doentes com tabu de compressões torácicas, tais como deformidade torácica, traumatismo torácico, fracturas do tórax ou das costelas, hemopneumotórax, não podem aceitar um tratamento eficaz. Em segundo lugar, na reanimação cardiopulmonar tradicional, o suporte ventilatório precoce e a compressão por si só não conseguem obter uma ventilação adequada, o que afecta a ventilação/perfusão (V/Q) e diminui a taxa de alta hospitalar. Para colmatar a insuficiência da reanimação cardiopulmonar tradicional, surge a reanimação cardiopulmonar ativa com compressão-descompressão abdominal (AACD-CPR). A AACD-CPR gera circulação e ventilação artificiais através dos mecanismos de bomba torácica, abdominal e pulmonar. Durante a elevação abdominal, a pressão no interior da cavidade abdominal diminui, fazendo com que a veia femoral se abra, permitindo que o sangue venoso das pernas entre nos órgãos internos. Ao mesmo tempo, a diminuição da pressão no interior da cavidade abdominal faz com que o diafragma recue, o volume da cavidade torácica aumente e a pressão diminua, e o coração entre num estado diastólico com subsequente fluxo sanguíneo para o coração, o que prepara o coração para a compressão seguinte. Ao mesmo tempo, os pulmões expandem-se e o ar entra nos pulmões (Fig. 1).

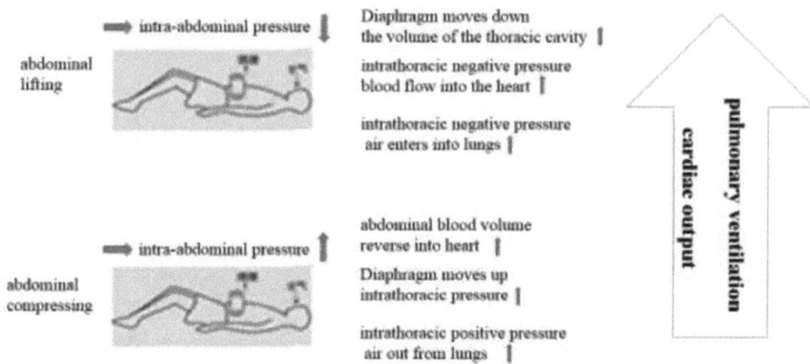

Figura 1: O mecanismo da AACD-CPR

Um dispositivo de elevação/compressão abdominal modelo CPR-LW1000. É utilizado para efetuar AACD-CPR. O dispositivo é composto por três componentes: um painel de visualização, pegas de aplicação de pressão e um dispositivo de pressão negativa (Fig. 2).

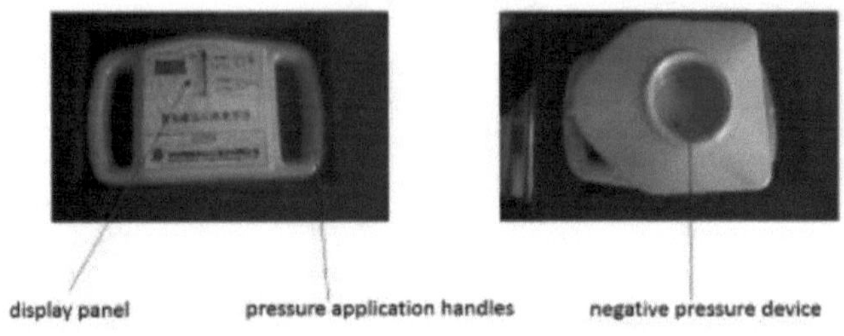

Figura 2 Dispositivo de elevação/compressão abdominal

Utilização do aparelho: O instrumento é utilizado segurando as pegas de aplicação de pressão e colocando a placa de compressão no abdómen do doente. Depois de ligar o aparelho, é gerada uma pressão negativa que provoca uma ligação apertada entre estas placas de pressão e o abdómen do doente. Em seguida, o operador pressiona um indicador luminoso, que é ativado por um sinal sonoro com uma frequência de 100 vezes/minuto, e o aparelho executa compressões verticais descendentes alternadas e acções de elevação ascendentes. A duração da compressão e da elevação foi efectuada numa proporção de 1 : 1, a pressão era de aproximadamente 186 mmHg quando a luz indicadora estava acesa e a força de elevação era de aproximadamente 112 mmHg.

Vários estudos experimentais indicaram que a AACD-CPR pode produzir uma ventilação eficaz do sangue circulante. Com base em estudos experimentais, realizámos algumas investigações clínicas. De seguida, apresentamos os nossos resultados.

II Aplicação clínica da AACD-CPR

Desde 2014, começámos a aplicar um dispositivo de elevação/compressão abdominal e a realizar investigação clínica. A nossa investigação indicou que a AACD-RCP está associada a uma maior taxa de sobrevivência após o ROSC do que a RCP normal. Recomendámos que a AACD-CPR possa ser utilizada no tratamento de salvamento de doentes com paragem cardíaca que tenham contra-indicações para a compressão torácica normal. Publicámos um artigo na área médica 2 com o seguinte teor.

[Primeiro artigo] Elevação e compressão abdominal padrão versus RCP

Sisen Zhang,Qing Liu,Shupeng Han,Ziran Zhang,Yan Zhang,Yahua Liu,Jing Li,e LixiangWang

Antecedentes

Este estudo comparou os resultados da ressuscitação cardiopulmonar por elevação e compressão abdominal (RCP-ALP) com a RCP padrão (RCP-STD).

Materiais e métodos

Pacientes com parada cardíaca atendidos de abril a dezembro de 2014 foram randomizados para receber RCP padrão ou RCP-ALP realizada com um novo dispositivo de elevação/compressão abdominal. O resultado primário foi o retorno da circulação espontânea (ROSC). Resultados. Os pacientes foram randomizados para receber RCP-ALP (*P* = 40) e RCP-STD (*P* = 43), e os grupos tinham caraterísticas basais semelhantes. Após a RCP, 9 (22,5%) e 7 (16,3%) pacientes dos grupos ALP-RCP e STD-RCP, respetivamente, obtiveram RCE. Aos 60 minutos após o RCE, 7 (77,8%) e 2 (28,6%) pacientes, respetivamente, nos grupos ALP-RCP e STD-RCP sobreviveram (*P*= 0,049). Os pacientes do grupo ALP-RCP tinham uma frequência cardíaca significativamente mais alta e uma pressão arterial média (PAM) mais baixa do que os do grupo STD-RCP (frequência cardíaca: 106,8 versus 79,0, *P*< 0,001; PAM: 60,0 versus 67,3 mmHg, *P*= 0,003). A PCO2 pós-tratamento foi significativamente menor no grupo ALP-CPR do que no grupo STD-CPR (52,33 versus 58,81, *P*= 0,009). A PO2 aumentou significativamente após a ALP-RCP (45,15 a 60,68, *P*< 0,001), mas não se alterou após a RCD-RCP. A PO2 após a RCP foi significativamente maior no grupo ALP-RCP (60,68 versus 44,47, *P*< 0,001). Não houve diferenças entre os sexos e para pacientes com idade >65 ou ≤ 65 anos.**Conclusões.**O dispositivo de ressuscitação cardiopulmonar de elevação e compressão abdominal utilizado neste estudo está associado a uma maior taxa de sobrevivência após ROSC do que a RCP padrão.

1 Introdução

Mesmo quando a reanimação cardiopulmonar (RCP) imediata é administrada após uma paragem cardíaca, a taxa de sucesso da restauração da circulação esponjosa (ROSC) tem-se mantido relativamente baixa[1, 2 . Como resultado, a investigação tem-se dedicado ao desenvolvimento de alternativas à RCP convencional para melhorar a taxa de sucesso da reanimação[3] . Tang et al.[4] relataram que a compressão-descompressão torácica e abdominal em fases aumentou substancialmente a eficácia hemodinâmica da RCP e o resultado em termos de ressuscitação bem-sucedida, sobrevivência em 48 horas e recuperação cerebral. Aliverti et al.[5] sugeriram, com base na sua investigação, que o abdómen funciona como o "segundo coração" do corpo durante a paragem cardíaca. E Sack et al. estudaram que, em 135 tentativas de reanimação em 103 doentes que sofreram uma paragem cardíaca intra-hospitalar durante um período de 6 meses, os resultados forneceram um mecanismo claro para a reanimação abdominal[6]. No entanto, todos os estudos anteriores se centraram no processo de compressão abdominal e ignoraram o efeito da elevação abdominal.

Os dispositivos de ressuscitação cardíaca de elevação e compressão abdominal podem efetuar compressão e elevação activas com base nos mecanismos de "bomba torácica",[7] "bomba abdominal"[8] e "bomba cardíaca"[9] . A ideia de três bombas e dos mecanismos de bomba torácica, abdominal e cardíaca é classicamente conhecida na literatura a partir da década de 1980[7] . Os dispositivos utilizam a elevação e a compressão abdominal para induzir alterações de pressão na cavidade abdominal, o que ativa a "bomba abdominal". O efeito de pistão do diafragma nas cavidades torácica e abdominal transmite então as alterações de pressão na cavidade abdominal para a cavidade torácica, induzindo alterações de pressão

---

2 Materiais e métodos

torácica que activam indiretamente a "bomba torácica". A relação anatómica entre o coração e o diafragma ativa então a "bomba cardíaca", o que resulta num fluxo sanguíneo. E uma vantagem do bombeamento abdominal sobre o tórax é que promoveria alguma ventilação[8]. As experiências em animais com este método demonstraram uma eficácia significativa.[10, 11]

O objetivo deste estudo foi comparar os resultados de um dispositivo de elevação e compressão abdominal com os da RCP convencional em doentes com paragem cardiorrespiratória.

2.1Aprovação ética. A eficácia, segurança e estabilidade do dispositivo de elevação e compressão abdominal utilizado neste estudo foram verificadas em experiências com animais e humanos[12]. Este estudo foi aprovado pelo Comité de Revisão Ética do Hospital Popular de Zhengzhou. Todos os familiares e tutores legais dos doentes receberam uma explicação detalhada dos possíveis riscos e benefícios do estudo e foram autorizados a solicitar a interrupção do estudo em qualquer altura. Os requisitos da Declaração de Helsínquia foram rigorosamente respeitados durante todo o processo de investigação.

2.2Pacientes. Este foi um estudo prospetivo realizado no Hospital Popular de Zhengzhou de abril a dezembro de 2014. Adultos de ambos os sexos com um peso corporal de 40-150 kg que cumprissem as diretrizes da American Heart Association (AHA) para a paragem cardiorrespiratória observada no serviço de urgência eram elegíveis para inclusão[8]. Os critérios incluem (a) perda de consciência, (b) perda de sons cardíacos e de pulso na artéria carótida e femoral, (c) respiração em suspiro e (d) dilatação e enfraquecimento das pupilas ou desaparecimento da resposta à luz. Além disso, foi exigido que um parente próximo ou responsável legal do paciente fornecesse consentimento informado por escrito para participar do estudo. Os critérios de exclusão foram os seguintes: (1) ausência de indicação de reanimação ou ordem de não reanimar; (2) contraindicação para a utilização de técnicas de elevação abdominal da cavidade abdominal ou dos órgãos internos, técnicas da aorta abdominal e utilização do dispositivo de elevação/compressão abdominal. (2) contraindicação para a utilização da elevação abdominal ou dos órgãos internos, técnicas de aorta abdominal e utilização do dispositivo de elevação/compressão abdominal, (3) doença que possa afetar significativamente a avaliação da eficácia (por exemplo, doenças crónicas debilitantes como a malignidade ou a tuberculose grave); e (4) consentimento informado não obtido.

2.3Intervenções. A RCP de elevação e compressão abdominal (RCP-ALP) e a RCP padrão (RCP-STD) foram utilizadas para tratar os pacientes de acordo com uma tabela de números aleatórios gerada com o software SPSS 20.0. Os números da tabela de números aleatórios foram atribuídos numa base unificada pelo departamento de expedição do centro de emergência do hospital. Todos os pacientes foram submetidos a intubação orotraqueal, respiração com auxílio de bolsa de reinalação e monitorização electrocardiográfica. Duas linhas intravenosas foram estabelecidas e infusão rápida de 250 ml × 2 de solução de cloreto de sódio a 0,9% foi administrada. A desfibrilhação foi administrada conforme necessário. Todo o pessoal que prestou cuidados recebeu formação em técnicas avançadas de RCP e na utilização do dispositivo de elevação/compressão abdominal.

Foi utilizado um dispositivo de elevação/compressão abdominal modelo CPR-LW1000, inventado pelo Professor Wang Lixiang do Hospital Geral do Centro Médico de Emergência das Forças Armadas da Polícia e produzido pela Beijing Germari Medical Equipment Co., Ltd. para efetuar ALP-CPR[11] . O dispositivo é composto por três componentes: um painel de visualização, pegas de aplicação de pressão e um dispositivo de pressão negativa. O instrumento é operado segurando as pegas de aplicação de pressão e colocando a placa de compressão no abdómen do doente. Depois de ligar o dispositivo, é gerada uma pressão negativa que provoca uma ligação apertada entre estas placas de pressão e o abdómen do doente. Em seguida, o operador pressiona um indicador luminoso, que é ativado por um sinal sonoro com uma frequência de 100 vezes/minuto, e o aparelho executa compressões verticais descendentes alternadas e acções de elevação ascendentes. A duração da compressão e da elevação foi efectuada numa relação de 1 : 1, a pressão era de aproximadamente 186 mmHg quando a luz indicadora estava acesa e a força de elevação era de aproximadamente 112 mmHg. As imagens do dispositivo são apresentadas na Figura 1.

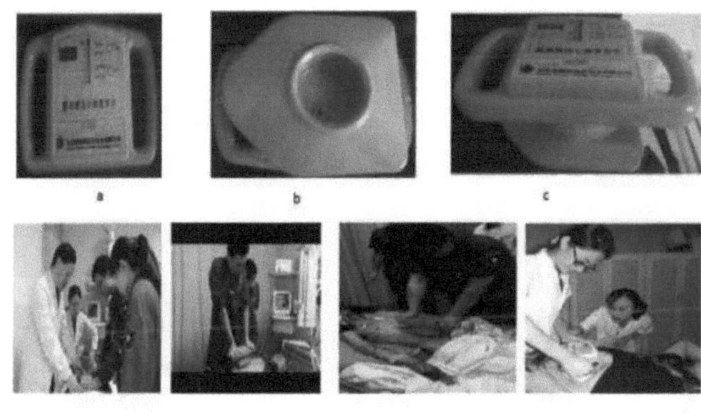

Figura 1: (a-c) Dispositivo de elevação e compressão abdominal CPR·LW1000, (d) Dispositivo em utilização.

2.4Terminação do tratamento de salvamento. De acordo com as diretrizes da AHA, o tratamento de salvamento foi considerado bem-sucedido e terminado com o aparecimento de um pulso aórtico autónomo, tez facial húmida, aparecimento de respiração autónoma, encolhimento das pupilas e reaparecimento de um reflexo de luz, ou aparecimento de movimento do globo ocular e espasmos dos membros[13] . Se, após a continuação dos esforços de salvamento de rotina durante, pelo menos, 30 minutos, não se observasse pulso ou respiração autónoma, o tratamento de salvamento era interrompido após a obtenção do consentimento informado dos membros da família.

2. 5Medidas de resultado . A medida de resultado primário foi a taxa de ROSC (restauração do ritmo sinusal ou supraventricular, pressão arterial média (PAM) ≥50-60mmHg, mantida durante e após a ressuscitação do paciente. Viabilidade a 30 e 60 e compressão (as contra-indicações incluem lesão externa durante 20 minutos). As medidas de resultados secundários foram a pressão sanguínea, a frequência cardíaca, os parâmetros de gases sanguíneos e a PAM antes de minutos após o ROSC também foram registados.

2. 6Análise estatística .O desfecho primário, ROSC, foi apresentado por número e porcentagem, e a diferença da taxa de ROSC entre os dois grupos de RCP foi testada com o teste de duas proporções □. As variáveis contínuas foram apresentadas por média e desvio padrão, e as diferenças entre os dois grupos foram testadas com o teste independente de duas amostras □, e as mudanças da linha de base para após a RCP dentro dos grupos foram testadas com o teste □ pareado. O sexo dos dois grupos foi apresentado em número e percentagem, e as diferenças foram testadas com o teste exato de Fisher. Valores de P<0,05 foram considerados como indicando significância estatística. Todas as análises foram efectuadas com o software estatístico SPSS 22 (IBM Corp., Armonk, NY, EUA).

2. 7Tamanho da amostra. De acordo com a equação abaixo, foram necessários pelo menos 45 indivíduos em cada grupo para detetar uma diferença na taxa de ROSC entre os grupos ALP-CPR e STD- CPR com o poder de 0,8 (1 - □) e um nível de significância de 0,05(□).

Equação:

$$n_1 = n_2 = \left(z_{\alpha/2} + z_\beta\right)^2 [p_1(1-p_1) + p_2(1-p_2)]/(p_1 - p_2)^2 \quad (1)$$

em que □ 1 e □2 foram fixados em 0,21 [14] e 0,48 [15].

3 Resultados

***3.1Pacientes*.** A Figura 2 apresenta um diagrama de fluxo da seleção e disposição dos doentes. Dos 101 doentes inicialmente selecionados, 90 foram aleatorizados para os dois grupos e, em última análise, os dados de 40 e 43 doentes dos grupos ALP-CPR e STD-CPR, respetivamente, estavam disponíveis para análise. Os doentes dos dois grupos tinham caraterísticas de base comparáveis (Tabelas 1 e 2).

Tabela 1. Caraterísticas de base dos doentes

	ALP-CPR (n=40)	STD-CPR (n=43)	*P*-value
Sex			
Female	23 (57.5%)	22 (51.2%)	0.148
Male	17 (42.5%)	21 (48.8%)	
Age (y)	64.9 (14.9)	62.5 (13.7)	0.450
Cardiac arrest time (min)	8.0 (3.1)	8.8 (8.0)	0.574
Weight (kg)	65.1 (9.9)	64.1 (10.2)	0.634
Height (cm)	163.3 (10.4)	161.0 (9.3)	0.293
BMI (kg/m^2)	24.5 (3.2)	24.8 (4.0)	0.700

Os dados são apresentados como média (desvio padrão) ou número e percentagem. ALP-RCP, ressuscitação cardiopulmonar com elevação e compressão abdominal; IMC, índice de massa corporal; STD-RCP, RCP padrão.

Tabela 2. Medições dos gases sanguíneos e dos electrólitos antes e depois da RCP

		ALP-CPR (n=40)	STD-CPR (n=43)	*P*-value
pH	Baseline	7.22 (0.19)	7.25 (0.16)	0.397
	After CPR	7.06 (0.18)†	7.17 (0.17)†	0.005*
	Change from baseline	-0.16 (0.18)	-0.09 (0.15)	0.037*
SPO_2	Baseline	33.25 (28.03)	39.65 (22.02)	0.249
	After CPR	44.00 (34.15)	54.21 (34.76)†	0.181
	Change from baseline	10.75 (48.58)	14.56 (35.55)	0.687
PCO_2	Baseline	57.20 (7.42)	57.63 (11.26)	0.838
	After CPR	52.33 (9.07)†	58.81 (12.57)	0.009*

	Change from baseline	-4.88 (11.74)	1.19 (17.83)	0.070
PO_2	Baseline	45.15 (7.76)	45.33 (18.36)	0.954
	After CPR	60.68 (12.96)†	44.47 (23.94)	<0.001*
	Change from baseline	15.53 (15.10)	-0.86 (29.76)	0.002*
K^+	Baseline	5.02 (0.91)	3.99 (0.77)	<0.001*
	After CPR	4.90 (1.04)	3.98 (0.81)	<0.001*
	Change from baseline	-0.11 (1.20)	-0.02 (1.00)	0.694
CA^{2+}	Baseline	1.32 (0.44)	2.01 (0.22)	<0.001*
	After CPR	1.65 (1.13)	1.99 (0.29)	0.080
	Change from baseline	0.34 (1.06)	-0.03 (0.31)	0.044*
LAC	Baseline	5.91 (1.63)	5.79 (1.47)	0.711
	After CPR	5.49 (1.40)†	4.47 (0.98)†	<0.001*
	Change from baseline	-0.43 (0.54)	-1.32 (1.11)	<0.001*

Os dados são apresentados como média (desvio padrão).

ALP-RCP, ressuscitação cardiopulmonar por elevação e compressão abdominal; STD-RCP, RCP padrão; LAC, lactato.

**P*< 0,05 indica uma diferença significativa entre os grupos ALP-CPR e STD-CPR.

- ↑*P*< 0,05 indica uma alteração significativa da linha de base dentro do grupo.

3. ***2ROSC***. Após a RCP, 9 (22,5%) e 7 (16,3%) pacientes dos grupos ALP-RCP e STD-RCP, respetivamente, obtiveram RCE. Aos 30 minutos após o RCE, 7 (77,8%) e 4 (57,1%) pacientes, respetivamente, nos grupos ALP-RCP e STD-RCP sobreviveram e a diferença não atingiu significância estatística. Aos 60 minutos após o RCE, 7 (77,8%) e 2 (28,6%) pacientes, respetivamente, nos grupos ALP-RCP e STD-RCP sobreviveram, e a taxa de sobrevivência foi significativamente maior no grupo ALP-RCP (*P* = 0,049) (Tabela 3).

3.3 Sinais vitais . Após a RCP, quase todos os pacientes obtiveram recuperação da frequência cardíaca e da PAM, mas apenas 13 no grupo ALP-RCP e 12 no grupo STD-RCP obtiveram recuperação da respiração. Os pacientes do grupo ALP-CPR apresentaram uma frequência cardíaca significativamente mais alta e uma PAM mais baixa do que os do grupo STD-CPR (frequência cardíaca: 106,8 versus 79,0, *P*< 0,001; PAM: 60,0 versus 67,3 mmHg, *P* = 0,003). A freqüência respiratória dos dois grupos após a RCP não foi significativamente diferente. 30 minutos após o RCE, os 7 pacientes do grupo RCP-ALP tinham uma freqüência cardíaca significativamente maior do que os 4 pacientes do grupo RCP-DST (Tabela 3).

Tabela 3. Taxa de ROSC e sinais vitais

		ALP-CPR (n=40)	STD-CPR (n=43)	*P*-value
ROSC	After CPR	9/40 (22.5%)	7/43 (16.3%)	0.473
Survived 30 minutes after ROSC		7/9 (77.8%)	4/7 (57.1%)	0.377
Survived 60 minutes after ROSC		7/9 (77.8%)	2/7 (28.6%)	0.049*
Heart rate (beats/min)	After CPR	106.8 (9.3), n=39	79.0 (21.0), n=43	<0.001*
	30 minutes after ROSC	128.0 (15.2), n=7	99.5 (14.2), n=4	0.013*
	60 minutes after ROSC	121.9 (12.5), n=7	107.0 (NA), n=2	NA
MAP (mm Hg)	After CPR	60.0 (11.2), n=39	67.3 (9.9), n=43	0.003*
	30 minutes after ROSC	51.8 (14.4), n=7	60.0 (9.1), n=4	0.338
	60 minutes after ROSC	53.8 (8.3), n=7	65.0 (19.8), n=2	0.567
Respiration rate (breaths/min)	After CPR	18.7 (10.6), n=13	20.3 (5.6), n=12	0.631
	30 minutes after ROSC	21.3 (0.5), n=4	20.7 (1.5), n=3	0.582
	60 minutes after ROSC	26.5 (3.1), n=4	21.0 (NA), n=2	0.078

Os dados são apresentados como média (desvio padrão) ou número e percentagem.

ALP-RCP, ressuscitação cardiopulmonar por elevação e compressão abdominal; IMC, índice de massa corporal; PAM, pressão arterial média; NA, não disponível; ROSC, retorno da circulação espontânea; STD-RCP, RCP padrão.

**P*< 0,05 indica uma diferença significativa entre os grupos ALP-CPR e STD-CPR.

3.4Alteração das medidas de gases sanguíneos. Os níveis de pH sanguíneo dos dois grupos eram comparáveis na linha de base e depois diminuíram após a RCP (todos, P<0,001), e o pH no grupo ALP-RCP foi reduzido em maior grau do que no grupo STDCPR (-0,16 versus -0,09, *P* = 0,037) (Tabela 2). O pH após a RCP do grupo ALP-RCP foi significativamente menor do que o do grupo STD-RCP (7,06 versus 7,17, *P* = 0,005). A SPO2 não apresentou alteração significativa após a RCP-AL, mas aumentou significativamente após a RCP-DST (39,65 para 54,21, *P* = 0,010). A PCO2 diminuiu significativamente após a ALP-CPR (57,20 para 52,33, *P* = 0,012), mas não se alterou após a STD-CPR. A PCO2 pós-tratamento foi significativamente mais baixa no grupo ALP-CPR do que no grupo STD-CPR (52,33 versus 58,81, *P* = 0,009). A PO2 aumentou significativamente após ALP-CPR (45,15 a 60,68, P<0,001), mas não se alterou após STD-CPR. A PO2 após a RCP foi significativamente maior no grupo ALP-RCP do que no grupo RCP-DST (60,68 versus 44,47, *P*< 0,001). O grupo ALP-CPR tinha um nível mais alto de K^+ e mais baixo de Ca^{2+} em comparação com o grupo STD-CPR na linha de base, mas, em comparação com os níveis da linha de base, não foi observada nenhuma alteração significativa de K+ e Ca^{2+} após a RCP. Os níveis de LAC dos dois grupos eram comparáveis na linha de base, e ambos diminuíram após a RCP (ambos, $P < 0,001$), mas a redução foi menor no grupo ALP-RCP do que no grupo STD-RCP (-0,43 versus -1,32, $P < 0,001$) (Tabela 2).

3.5 Associações de sexo e idade com sinais vitais e alterações das medidas de gases sangüíneos. Não houve diferença significativa entre os sexos masculino e feminino em relação aos sinais vitais e às alterações das medidas de gases sanguíneos após a RCPA-RCP. Para a RCP-DT, também não houve diferença significativa entre homens e mulheres, exceto para a frequência respiratória: os homens tiveram uma frequência respiratória significativamente menor do que as mulheres após a RCP-DT (15,33 versus 25,33, P<0,001) (Tabela 4).

Tabela 4. Associações entre o sexo e as alterações dos sinais vitais e das medições dos gases sanguíneos após a PCR com ALP e a PCR com DST

	ALP-CPR		*P*-value	STD-CPR		*P*-value
	Male (n=23)	Female (n=17)		Male (n=22)	Female (n=21)	
pH	-0.17 (0.18)	-0.16 (0.18)	0.824	-0.08 (0.20)	-0.10 (0.07)	0.666
SPO_2	21.59 (51.12)	2.74 (46.10)	0.230	12.95 (44.57)	16.09 (25.12)	0.779
PCO_2	-3.65 (11.67)	-5.78 (11.97)	0.576	6.43 (16.51)	-3.82 (17.95)	0.059
PO_2	13.18 (16.70)	17.26 (13.93)	0.405	-6.57 (33.04)	4.59 (25.85)	0.223
K^+	-0.27 (1.51)	0.00 (0.92)	0.477	-0.07 (0.84)	0.03 (1.15)	0.750
CA^{2+}	0.45 (1.02)	0.25 (1.11)	0.556	0.06 (0.24)	-0.11 (0.35)	0.083
LAC	-0.52 (0.68)	-0.35 (0.41)	0.365	-1.29 (1.03)	-1.34 (1.21)	0.884
Heart rate	106.65 (9.27)	106.86 (9.60)	0.944	77.05 (24.62)	80.86 (17.23)	0.558
Respiration rate	19.33 (10.88)	18.14 (11.22)	0.850	15.33 (1.86)	25.33 (2.34)	<0.001*
MAP	60.98 (11.63)	59.22 (11.08)	0.633	69.97 (7.77)	64.68 (11.15)	0.080

ALP-RCP, ressuscitação cardiopulmonar por elevação e compressão abdominal; STD-RCP, RCP padrão; LAC, lactato; PAM, pressão arterial média.

*$P < 0,05$ indica uma diferença significativa entre os grupos.

Para os pacientes que receberam ALP-CPR, não houve diferenças significativas de sinais vitais e alterações das medições de gases sanguíneos entre aqueles que têm >65 anos e ≤65 anos de idade, exceto para K+ (mudança da linha de base: -0,52 versus 0,29, □ = 0,031). Para os pacientes com RCP-DST, não houve diferenças significativas de sinais vitais e alterações nas medições de gases sanguíneos entre aqueles que têm >65 anos e

≤65anos de idade, exceto para o Ca2+ (alteração em relação à linha de base: -012 versus 0,06, □ = 0,049) (Tabela 5).

Tabela 5 Associações entre a idade e as alterações dos sinais vitais e das medições dos gases sanguíneos após ALP-RCP e STD-RCP

	ALP-CPR		*P*-value	STD-CPR		*P*-value
	Age > 65 years (n=20)	Age ≤ 65 years (n=20)		Age > 65 years (n=22)	Age ≤ 65 years (n=21)	
pH	-0.20 (0.13)	-0.13 (0.21)	0.209	-0.06 (0.19)	-0.11 (0.10)	0.351
SPO_2	7.80 (53.17)	13.70 (44.71)	0.706	12.71 (35.01)	16.32 (36.80)	0.744
PCO_2	-1.50 (10.28)	-8.25 (12.39)	0.068	1.14 (17.09)	1.23 (18.91)	0.988
PO_2	12.15 (18.17)	18.90 (10.67)	0.162	-3.38 (26.84)	1.55 (32.75)	0.593
K^+	-0.52 (1.09)	0.29 (1.19)	0.031*	0.11 (1.10)	-0.14 (0.90)	0.414
CA^{2+}	0.50 (1.34)	0.17 (0.69)	0.333	-0.12 (0.35)	0.06 (0.24)	0.049*
LAC	-0.44 (0.50)	-0.41 (0.59)	0.863	-1.38 (1.03)	-1.26 (1.20)	0.734
Heart rate	107.95 (9.76)	105.53 (8.95)	0.425	76.76 (18.93)	81.14 (23.03)	0.501
Respiration rate	23.86 (7.73)	12.67 (10.84)	0.053	18.43 (5.56)	23.00 (4.95)	0.173
MAP	59.19 (11.28)	60.83 (11.38)	0.654	68.76 (10.41)	65.84 (9.42)	0.339

ALP-RCP, ressuscitação cardiopulmonar por elevação e compressão abdominal; STD-RCP, RCP padrão; LAC, lactato; PAM, pressão arterial média.

*P< 0,05 indica uma diferença significativa entre os grupos.

1 Discussão

Os resultados deste estudo mostraram que, embora o ROSC tenha sido comparável entre os dois grupos, a sobrevivência após o ROSC foi significativamente melhor no grupo ALP-CPR do que no grupo STD-CPR (77,8% versus 28,6%). Foram observadas alterações significativas nas medições dos gases sanguíneos e os resultados não foram afectados pelo sexo ou pela idade. Após mais de 50 anos de investigação e prática, apesar de a taxa de ROSC ter aumentado, a taxa de sucesso da reanimação por RCP continua a ser inadequada[1, 2] . As compressões torácicas são contra-indicadas em algumas situações, podem ocorrer fracturas de costelas em 1/3 dos casos e o aumento da profundidade de compressão aumenta as taxas de complicações .[13, 16]

A RCP de elevação e compressão abdominal é uma nova tecnologia que gera circulação e ventilação artificiais através dos mecanismos de bomba torácica, abdominal e cardíaca[10] . O instrumento utilizado neste estudo tem uma área de contacto abdominal de aproximadamente 200 cm^2 . Após a pressão negativa resultar em sucção abdominal, o utilizador opera o instrumento de acordo com o ecrã e os sinais áudio. A força de compressão é de 40-50 kg, o que equivale a uma pressão de 1,96-2,45 kgf/cm^2 na parede abdominal (1,90-2,37 atmosferas) [* 4 5]. Cada compressão provoca a entrada de cerca de 300 ml de sangue na circulação efectiva. Durante a elevação abdominal, a pressão dentro da cavidade abdominal diminui, fazendo com que a veia femoral se abra, permitindo que o sangue venoso das pernas entre nos órgãos internos[5] . Ao mesmo tempo, a diminuição da pressão na cavidade abdominal faz com que o diafragma recue, o volume da cavidade torácica aumenta e a pressão diminui, e o coração entra num estado diastólico com o subsequente fluxo sanguíneo para o coração, que prepara o coração para a compressão seguinte[17] . Além disso, uma pressão de perfusão coronária (PPC) adequada é importante para o êxito da RCP e a compressão abdominal pode aumentar significativamente a PPC .[14]

Na maioria dos casos de paragem cardiorrespiratória primária, o sangue ainda contém algum oxigénio durante o período inicial. Consequentemente, a redução do oxigénio no miocárdio e no cérebro deve-se principalmente à redução da circulação e não à redução da ventilação ou a uma queda do oxigénio no sangue, razão pela qual a restauração da circulação é enfatizada durante a fase inicial da reanimação[18] . No entanto, o prognóstico após a RCP ainda não é o ideal[15] . Em casos de paragem cardíaca e subsequente tratamento de salvamento em hospitais gerais nos Estados Unidos, 61,5% dos doentes morrem antes da alta hospitalar e, destes, 46,0% morrem devido a lesões no sistema nervoso e mais de 20% dos doentes sobreviventes sofrem de incapacidade funcional permanente do sistema nervoso[19] . Isto sugere que a compressão torácica convencional não é capaz de proporcionar uma perfusão cerebral óptima. A compressão cardíaca subdiafragmática fará com que o sangue na aorta abdominal flua em sentido inverso, o que aumenta a pressão de perfusão no coração, no cérebro e noutros órgãos importantes[11] . Além disso, quando a pressão é aplicada diretamente na aorta abdominal, a diferença de pressão entre as artérias centrais e as veias atinge um máximo que pode aumentar significativamente a perfusão do coração e do cérebro.

Um estudo em grande escala indicou que a RCP apenas com compressão ou a RCP com DTC são equivalentes no que respeita ao prognóstico e à taxa de ROSC[20] . No entanto, outros estudos indicaram que a grande maioria dos casos de paragem cardíaca resulta de asfixia[21] e que é necessário melhorar a ventilação para obter o RCE. Embora as diretrizes da AHA de 2010 sublinhem a importância da compressão torácica, a ênfase na continuidade da circulação não implica que se deva ignorar a necessidade de apoio ventilatório precoce e que a compressão, por si só, não consegue obter uma ventilação adequada. Contudo, a elevação e a compressão abdominal resultam em movimentos ascendentes e descendentes do diafragma e em alterações da pressão no tórax. O movimento descendente do diafragma aumenta a pressão negativa no tórax, altura em que o ar entra nos pulmões, e o movimento descendente do diafragma facilita a saída de ar dos pulmões. Pargett et al.[22] demonstraram que a RCP por compressão abdominal rítmica ventila sem respirações suplementares e proporciona uma circulação sanguínea eficaz.

Embora houvesse algumas diferenças estatisticamente significativas nos níveis basais de K+ e Ca2+ entre os grupos, isso não teve significado clínico para este estudo; como para ambos os grupos, os níveis de K+ e Ca2+ não eram excessivos para ter impacto na ressuscitação cardíaca.

O estudo foi realizado num único centro e o número de pacientes foi limitado. Devido à amostra limitada e ao facto de a maioria dos casos de paragem cardíaca ocorrer em doentes mais velhos, não foram examinados grupos etários com menos de 65 anos. Não foram efectuadas autópsias nos não sobreviventes, pelo que não foi possível determinar se a elevação e a compressão abdominal resultaram em lesões abdominais

5 Conclusões

O dispositivo de ressuscitação cardiopulmonar de elevação e compressão abdominal utilizado neste estudo está associado a uma taxa de sobrevivência mais elevada após o ROSC do que a RCP padrão. O dispositivo é recomendado para utilização no tratamento de salvamento de doentes com paragem cardíaca que tenham contra-indicações para a compressão torácica padrão. No entanto, também temos algumas limitações pelo facto de não existirem dados de autópsia sobre lesões abdominais. Poderá ter havido danos com um pico de pressão superior a 760 mmHg.

Interesses concorrentes

Os autores declaram que não têm interesses concorrentes.

Agradecimentos

O estudo foi financiado pelo projeto de tópico opcional do 12.º Plano Quinquenal de Tecnologia Médica Militar (BWS11J077); patente de modelo de utilidade nacional (ZL.200920160376, ZL.200920164343.6); projeto de avanço da tecnologia médica da província de Henan (201303221); projeto focal de pessoal de liderança tecnológica de Zhengzhou (131PLJRC682).

Referências

[1] S. Hunyadi-Antic "evic', Z\ C "olak, I. L. Funtak et al., "European

Resuscitation Council guidelines for resuscitation 2010," Lijec- nicki Vjesnik, vol. 133, no. 1-2, pp. 1-14, 2011.

[2] K. Hasegawa, Y. Tsugawa, C. A. Camargo, A. Hiraide, andD. F. M. Brown, "Regional variability in survival outcomes of out-of-hospital cardiac arrest: the AllJapan Utstein Registry," Resuscitation, vol. 84, no. 8, pp. 1099-1107, 2013.

[3] T. Xanthos, E. Bassiakou, I. Dontas et al., "Abdominal compressions do not achieve similar survival rates compared with chest compressions: an experimental study," American Journal of Emergency Medicine, vol. 29, no. 6, pp. 665-669, 2011.

[4] W. Tang, M. H. Weil, R. B. Schock et al., "A new option for cardiopulmonary resuscitation," Circulation, vol. 95, pp. 1335- 1340, 1997.

[5] A. Aliverti, D. Bovio, I. Fullin et al., "The abdominal circulatory pump," PLoS ONE, vol. 4, no. 5, Artigo ID e5550, 2009.

[6] J. B. Sack, M. B. Kesselbrenner, and D. Bregman, "Survival from in-hospital cardiac arrest with interposed abdominal counterpulsation with interposed abdominal counterpulsation during cardiopulmonary resuscitation, "TheJournal of the American Medical Association, vol. 267, no. 3, pp. 379-385,1992.

[7] J. M. Criley, A. H. Blaufuss e G. L. Kissel, "Cough-induced cardiac compression. Self-administered from of cardiopulmonary resuscitation," The Journal of the American Medical Association, vol. 236, no. 11, pp. 1246-1250, 1976.

[8] C. F. Babbs, "Interposed abdominal compression CPR: a comprehensive evidence based review," Resuscitation, vol. 59, no. 1,pp. 71-82, 2003.

[9] W. B. Kouwenhoven, J. R. Jude, e G. G. Knickerbocker, "Closed-chest cardiac massage," The Journal of the American Medical Association, vol. 173, pp. 1064-1067, 1960.

[10] D.H.Kim,D.Y. Rhee, S. H. Woo, W. J. Lee, S. H. Seol, andW. J.Jeong, "Síndrome de Mallory-Weiss aguda após ressuscitação cardiopulmonar por profissionais de saúde no departamento de emergência", "Journal of Acute Disease, vol. 4, no. 4, pp. 335-337, 2015.

[11] L.-X. Wang, Y.-H. Liu, M.-H. Zhou et al. "Efeitos da compressão cardíaca subdiafragmática na paragem cardíaca durante o transplante de fígado", Chinese Medical Journal, vol. 125, n.º 12, pp.2228-2230, 2012.

[12] A. Morino, M. Shida, M. Tanaka et al., "Parameters affecting the tidal volume during expiratory abdominal compression in patients with prolonged tracheostomy mechanical ventilation, "Journal of Physical Therapy Science, vol. 27, no. 7, pp. 2167-2169,2015.

[13] J. M. Field, M. F. Hazinski, M. R. Sayre et al., "Part 1: executive summary:

2010 American heart association guidelines for cardiopulmonary resuscitation and emergency cardiovascular care," Circulation, vol. 122, no. 3, pp. S640-S656, 2010.

[14] M. Zhou, Q. Ran, Y. Liu, Y. Li, T. Liu, e H. Shen, "Effects of sustained abdominal aorta compression on coronary perfusion pressures and restoration of spontaneous circulation during cardiopulmonary resuscitation in swine," Resuscitation, vol. 82,no. 8, pp. 1087-1091, 2011.

[15] J. C. Reynolds, M. C. Bond e S. Shaikh, "Cardiopulmonary resuscitation update," Emergency Medicine Clinics of North America, vol. 30, no. 1, pp. 35-49, 2012.

[16] W. Lederer, D. Mair, W. Rabl, and M. Baubin, "Frequency of rib and sternum fractures associated with out-of-hospital cardiopulmonary resuscitation is underestimated by conventional chest X-ray," Resuscitation, vol. 60, no. 2, pp. 157162, 2004.

[17] R. Liu, Z.-J. Liang, X.-X. Liao et al., "Enhanced external counterpulsation improves cerebral blood flow following cardiopulmonary resuscitation," The American Journal of Emergency Medicine, vol. 31, no. 12, pp. 1638-1645, 2013.

[18] B. J. Bobrow, L. L. Clark, G. A. Ewy et al., "Minimally interrupted cardiac resuscitation by emergency medical services for out-of-hospital cardiac arrest," The Journal of the American Medical Association, vol. 299, no. 10, pp. 1158-1165, 2008.

[19] S.Laver,C.Farrow, D. Turner, and J.Nolan, "Mode of death after admission to an intensive care unit following cardiac arrest, "Intensive Care Medicine, vol. 30, no. 11, pp. 2126-2128, 2004.

[20] L. Svensson, K. Bohm, M. Castre'n et al., "Compression-only CPR or standard CPR in out-of-hospital cardiac arrest," The New England Journal of Medicine, vol. 363, no. 5, pp. 434-442, 2010.

[21] M. D. Berg, S. M. Schexnayder, L. Chameides et al., "Pediatric basic life support: 2010 American heart association guidelines for cardiopulmonary resuscitation and emergency cardiovascu- lar care," Pediatrics, vol. 126, no. 5, pp. e1345-e1360, 2010.

[22] M. Pargett, L. A. Geddes, M. P. Otlewski, and A. E. Rundell, "Rhythmic abdominal compression CPR ventilates without supplemental breaths and provides effective blood circulation," Resuscitation, vol.79, no. 3, pp.460-467, 2008.

Nota : O artigo foi publicado na revista Evidence-Based Complementary and Alternative Medicine, 2016, 2016 (1-2):1-8

[Segundo Artigo] Avaliação clínica da ressuscitação cardiopulmonar por elevação e compressão abdominal ativa em doentes com paragem cardíaca.

Min Li[a], Wei Song[a], Yan-hong Ouyang[a], Duo-hu Wu[a], Jun Zhang[a], Li-xiang Wang[b], Jing Li [c]

[23] rgency Medical Center, Hainan General Hospital, Haikou, Hainan 570311, China

[24] Centro de Emergência Médica, Hospital Geral da Força Policial Armada Chinesa, Pequim 100039, China

[25] ing Germari Medical Equipment Company Limited, Pequim 100038, China

Resumo Antecedentes A compressão torácica é uma recomendação padrão durante a ressuscitação cardiopulmonar (RCP). No entanto, a compressão torácica não pode ser aplicada eficazmente em determinadas situações, como deformidade da parede torácica, fratura de costelas ou hemopneumotórax. Foi relatado que um método alternativo, a compressão abdominal, obtém melhores resultados de ressuscitação nesses pacientes. **Materiais e métodos** Foi realizado um estudo prospetivo em doentes adultos com paragem cardíaca e compressão torácica ineficaz prevista (trauma torácico, deformidade torácica, fratura de costelas e hemopneumotórax). Foi utilizada a ressuscitação cardiopulmonar com elevação abdominal ativa e compressão. O resultado primário foi a taxa de sucesso do restabelecimento da circulação espontânea (ROSC). Os resultados secundários incluíram a frequência cardíaca (FC), a pressão arterial média (PAM), a saturação da oximetria de pulso (SpO2), o valor do pH do sangue arterial, a pressão arterial de oxigénio (PaO2) e a tensão arterial de dióxido de carbono (PaCO2), que foram medidos durante os períodos de pré-RCP, RCP e 30 minutos pós-ROSC. **Resultados** Um total de 35 pacientes foi incluído no estudo. Cinco deles obtiveram RCE (14,3%), o que foi estatisticamente significativo em relação ao relatado no manual de Suporte Avançado de Vida Cardiovascular de 2015 (0%). A FC, a PAM e a SpO2 durante a RCP também foram estatisticamente maiores durante a RCP quando comparadas ao período pré-RCP (FC 58 versus 0 batimentos/min, $P<0$,01; PAM 25 versus 0 mm Hg, $P<0$,01; SpO2 0,68 versus 0,48%, $P<0$,01). No período pós-ROSC, a FC foi estatisticamente mais elevada do que no período pré-RCP (121 versus 0 batimentos/minuto, $P<0$,01).**Conclusões** A ressuscitação cardiopulmonar com elevação abdominal ativa e compressão pode alcançar melhores resultados de ressuscitação em determinados doentes com paragem cardíaca.

Palavras-Chave: Paragem cardíaca;Ressuscitação cardiopulmonar;RCP;Compressão torácica;Elevação e compressão abdominal ativa;Ressuscitação cardiopulmonar.

Recursos financeiros: Projeto "12.º quinquenal" sobre ciência e tecnologia médicas na PLA (BWS11J007).

1 Introdução

De acordo com as actuais Diretrizes de RCP da American Heart Association e do European Resuscitation Council (ERC)[1,2], a compressão torácica precoce e eficaz é uma parte essencial da reanimação cardiopulmonar em doentes com paragem cardíaca. No entanto, a compressão torácica eficaz pode não ser possível em algumas situações. Por exemplo, a compressão torácica durante a paragem cardíaca tem como objetivo gerar fluxo sanguíneo através da subida e descida da pressão intratorácica. Esta subida e descida da pressão intratorácica requer uma cavidade torácica intacta, que pode não ser mantida em doentes com traumatismo da parede torácica ou fratura de costelas. Esta subida e descida da pressão intratorácica também é difícil de conseguir em doentes com pressão intratorácica aumentada, como é o caso de um hemopneumotórax. Nestes doentes, é necessário um método de compressão alternativo para aumentar o retorno sanguíneo e o débito cardíaco.

Vários estudos referem que a ressuscitação cardiopulmonar com elevação abdominal ativa e compressão pode ser aplicada com êxito a doentes que, de outra forma, não receberiam compressão torácica eficaz durante a ressuscitação cardiopulmonar[3-8] . De facto, a ressuscitação cardiopulmonar com elevação e compressão abdominal ativa foi proposta como um método de ressuscitação aprovado pelo consenso de peritos chineses[9] . No entanto, a compressão manual da parede abdominal e a descompressão espontânea podem resultar apenas em alterações moderadas da pressão nas cavidades peritoneal e torácica, que não podem restaurar adequadamente os débitos cardíacos efectivos.

Inventámos um novo dispositivo que pode melhorar a elevação e a compressão da parede abdominal, aumentando assim as alterações de pressão nas cavidades peritoneal e torácica[10,11] . Os testes clínicos efectuados com este dispositivo demonstram que pode atingir uma taxa de sobrevivência mais elevada em comparação com a compressão torácica em doentes com paragens cardíacas[11] . São necessários mais estudos para avaliar completamente este dispositivo de elevação e compressão abdominal antes de poder ser recomendado para uma utilização clínica generalizada.

No presente estudo, testámos a elevação abdominal ativa e a ressuscitação cardiopulmonar por compressão em doentes com paragem cardíaca que possam ter dificuldade com as compressões torácicas.

Relatamos aqui os nossos resultados.

2Materiais e métodos

2.1 Conceção do estudo e seleção dos doentes

Este estudo prospetivo de intervenção foi realizado no Centro Médico de Emergência de um hospital urbano em Pequim, China, entre junho de 2014 e junho de 2015. O protocolo do estudo foi aprovado pelo comité de ética do hospital. O consentimento informado foi assinado pelo procurador de cuidados de saúde do doente.

Os critérios de inclusão foram: (1) pacientes adultos; (2) peso do paciente entre 40 e 150 kg; (3) pacientes com parada cardíaca que necessitaram de ressuscitação cardiopulmonar; (4) compressão torácica ineficiente antecipada, como trauma torácico, deformidade torácica, fratura óssea (incluindo fraturas de costelas durante a ressuscitação) e hemopneumotórax.

Os critérios de exclusão foram: (1) trauma abdominal; (2) rutura do diafragma; (3) hemorragia intraperitoneal; (4) aneurisma da aorta abdominal; e (5) massa abdominal gigante, como gravidez, obstrução intestinal, carcinoma abdominal, ascite ou cisto ovariano gigante.

2.2 Protocolo de estudo

A elevação e a compressão abdominal foram efectuadas com um dispositivo de aumento da pressão abdominal (modelo: CPR-LW1000. Patente número ZL2009 2 01060376.3, ZL2009 2 00375.9, ZL2009 2 0164343.6), que já foi descrito anteriormente[11] . Resumidamente, é composto por três partes: um painel de controlo, pegas de aplicação de pressão e uma placa de compressão. Durante a reanimação, a placa de compressão é colocada no abdómen do doente. A ativação do botão de ligação no painel de controlo gera uma pressão negativa sob a placa de compressão, que se fixa à parede abdominal. Em seguida, o médico segura as pegas de aplicação de pressão e executa compressões verticais alternativas para baixo e acções de elevação para cima.

A compressão abdominal foi efectuada a um ritmo de 100 vezes/minuto a uma profundidade de 510 cm. A duração da compressão e da elevação é definida numa relação de 1:1. A força de compressão é de aproximadamente 186 mm Hg, e a força de elevação é de aproximadamente 112 mm Hg. A taxa de compressão e ventilação venosa é fixada em 30:2. A reanimação respiratória é efectuada de acordo com o manual de suporte avançado de vida cardiovascular (ACLS).

O dispositivo é aplicado até ao restabelecimento da circulação espontânea

(ROSC) ou quando a reanimação é considerada fútil pelos médicos assistentes. O ROSC foi definido como o restabelecimento do ritmo cardíaco sinusal ou supraventricular espontâneo com pressão arterial média ≥ 60 mm Hg durante ≥20 min. A ressuscitação fútil foi determinada quando os pacientes foram reanimados por 30 minutos, mas ainda sem consciência, sem resposta aos estímulos externos, sem pulsos da artéria carótida ou femoral, sem pressão arterial, cianose ou ausência de sangue na pele e mucosas, midríase e desaparecimento do reflexo de luz pupilar.

2.3 Medição dos resultados

O resultado primário foi a taxa de ROSC. Os resultados secundários incluíram a frequência cardíaca (FC), a pressão arterial média (PAM), a saturação da oximetria de pulso (SpO2), o valor do pH do sangue arterial, a pressão arterial de oxigénio (PaO2) e a tensão arterial de dióxido de carbono (PaCO2). Todos os resultados secundários foram medidos durante os períodos pré-RCP, RCP e pós-RCP.

2.4 Análise estatística

Os dados são apresentados como média ± desvio padrão ou mediana com intervalo dentro do quartil, conforme apropriado. A diversidade das taxas de ROSC foi contada e analisada com base na teoria da distribuição binomial. Para comparar os resultados secundários, foi utilizado o teste t ou o teste de classificação. Todos os testes estatísticos foram bicaudais com um nível de significância(a) de 0,05 e foram realizados com o software estatístico SPSS versão 13.0 (IBM SPSS, Chicago, IL).

3Resultados

Um total de 35 (18 homens e 17 mulheres) pacientes foram incluídos no estudo; as idades variaram de 15 a 88 anos (63,5 ± 20,0 anos). Nove pacientes tinham história de doença cardíaca. Doze doentes tiveram uma paragem cardíaca extra-hospitalar antes de serem trazidos para o Serviço de Urgência. Vinte e três doentes tiveram uma paragem cardíaca intra-hospitalar.

3.1. Resultado primário Análise da taxa de ROSC

Dos 35 pacientes incluídos no estudo, 5 (14,3%) tiveram RCE, o que foi ligeiramente superior ao valor teórico de 13,0% no teste de ensaio no período anterior, embora sem diferença estatisticamente significativa (Z = 0,23, P = 0,82). No entanto, a nossa taxa de ROSC com compressão abdominal foi estatisticamente mais elevada do que a taxa (0%) reportada com compressão torácica no manual de 2015 do Advanced Cardiovascular Life Support (ACLS) (Z = 26,55, *P* <0,01) .[1]

3.2 Análise dos resultados secundários

A Tabela 1 apresenta as comparações da frequência cardíaca, pressão arterial média, saturação de oxigénio no pulso, pH do sangue arterial, pressão arterial de oxigénio e tensão arterial de dióxido de carbono entre os períodos de paragem cardíaca, elevação abdominal ativa e ressuscitação cardiopulmonar por compressão e 30 minutos após o RCE. Quando comparados com o período de paragem cardíaca, a frequência cardíaca, a pressão arterial média e a saturação de oxigénio no pulso melhoraram significativamente após a elevação abdominal ativa e a ressuscitação cardiopulmonar por compressão (P <0,01). A freqüência cardíaca também foi significativamente melhor 30 minutos após o ROSC do que durante a parada cardíaca (P < 0,01).

4Discussão

O nosso estudo atual mostrou que a ressuscitação cardiopulmonar com elevação abdominal ativa e compressão pode melhorar a taxa de sucesso do ROSC durante a ressuscitação cardiopulmonar em doentes com paragem cardíaca. Para além disso, a frequência cardíaca, a pressão arterial e a saturação da oximetria de pulso dos doentes também aumentaram com a ressuscitação com elevação da pressão abdominal, o que implicou um melhor resultado de recuperação a curto prazo.

A compressão torácica é uma parte fundamental da ressuscitação cardiopulmonar. Vários métodos têm sido aplicados para melhorar sua taxa de sucesso. No manual do ACLS de 2015, o rácio de ventilação e compressão durante a ressuscitação cardiopulmonar foi alterado para 30:2 (de 15:2). No entanto, pesquisas demonstraram que essa alteração não melhorou significativamente a taxa de sucesso da RCP[12] . Parte da razão pode dever-se ao facto de as compressões torácicas normais não serem realizadas de forma eficiente em algumas situações, como quando os doentes têm um traumatismo torácico, pneumotórax ou fracturas de costelas (especialmente), que ocorrem frequentemente durante a compressão torácica. Além disso, a compressão torácica pode interferir com outros procedimentos durante a reanimação, incluindo exames ecocardiográficos de ritmos cardíacos, colocação de eléctrodos e inserção de linha central nas veias jugulares internas. Outros métodos de compressão alternativos, como a compressão abdominal, podem ser melhores nessas situações.

A elevação abdominal ativa e a ressuscitação cardiopulmonar por compressão foram estudadas com resultados encorajadores[13,14] . Foi proposto que a ressuscitação cardiopulmonar com elevação abdominal ativa e compressão poderia melhorar o fluxo sanguíneo através de um sistema de "bomba abdominal"[14,15] . A compressão do abdómen pode aumentar a pressão intraperitoneal, que será transmitida para a cavidade torácica. Além disso, a compressão dos órgãos abdominais internos, como o fígado, pode empurrar o sangue destes órgãos para a veia cava inferior e aumentar o fluxo sanguíneo de volta para o coração. Durante os períodos de elevação, a diminuição da pressão intraperitoneal sugaria o sangue das extremidades inferiores para a veia cava inferior, aumentando depois o fluxo sanguíneo para o coração. Calculou-se que uma ressuscitação cardiopulmonar ativa eficaz com elevação e compressão abdominal poderia resultar num débito cardíaco de aproximadamente 6 l/min .[16]

Quadro 1

Comparações de resultados secundários entre pré-RCP, RCP e 30 minutos pós-RCP

	HR		MAP		SpO^2		pH		PaO^2		PaCO^2	
	N	Value	N	Value	N	Value	N	Value	N	Value	N	Value
pre-CPR	35	0.0 (0.0–36.0)	34	0.0 (0.0–0.0)	32	0.48 (0.00–0.70)	8	7.2 (7.1–7.3)	8	75.8 (33.8–100.5)	8	35.4 (24.1–38.5)
CPR	35	58.0 (34.0–90.0)	35	25.0 (10.0–47.0)	35	0.68 (0.45–0.75)	14	7.2 (7.0–7.3)	14	66.0 (35.0–95.0)	14	51.3 (35.0–59.0)
30 m póst-CPR	5	121.0 (80.0–137.0)	4	54.0 (42.0–65.0)	5	0.54 (0.51–0.91)	1	7.2	1	41.0	1	35.0

Abreviações: RCP, reanimação cardiopulmonar; APB, aumento da pressão abdominal; ROSC, restabelecimento da circulação espontânea; FC, frequência cardíaca (batimentos/min); PAM, pressão arterial média (mm Hg); SpO2, saturação por oximetria de pulso (%); PaO2, pressão parcial de oxigénio (mm Hg); PaCO2, pressão parcial de dióxido de carbono (mm Hg).

$P < 0{,}01$ quando comparado com o grupo pré-RCP.

O aumento do débito cardíaco não só eleva a pressão sanguínea arterial como também melhora a pressão de perfusão da artéria coronária. De facto, num estudo com animais, em comparação com a compressão torácica tradicional, a ressuscitação cardiopulmonar com elevação e compressão abdominal ativa pode aumentar a pressão de perfusão da artéria coronária em 60%[17] . Para além de melhorar o fluxo sanguíneo, a ressuscitação cardiopulmonar com elevação e compressão abdominal ativa também demonstrou, num estudo com animais, melhorar a ventilação eficaz ao produzir um maior volume corrente e capacidade de ventilação por minuto[17] . Ao elevar e comprimir a placa de compressão no abdómen, a compressão na parede torácica diminui, bem como o risco de fratura das costelas.

As limitações do presente estudo incluem o facto de se tratar de um estudo num único centro com uma amostra relativamente pequena. Comparámos vários resultados secundários nos mesmos doentes durante diferentes períodos de reanimação, mas não incluímos um grupo de controlo paralelo. Só testámos os resultados secundários 30 minutos após o sucesso do ROSC e não pudemos estudar os resultados a longo prazo destes doentes. Um estudo adicional em grande escala poderia investigar estas questões.

5Conclusão

A ressuscitação cardiopulmonar com elevação abdominal ativa e compressão pode melhorar os resultados dos doentes. Além disso, a ressuscitação cardiopulmonar com elevação abdominal ativa e compressão pode ser um método alternativo útil e comum durante a ressuscitação cardiopulmonar.

Referências

[1] Link MS, Berkow LC, Kudenchuk PJ, et al. Parte 7: suporte avançado de vida cardiovascular para adultos: Atualização das diretrizes da American Heart Association de 2015 para ressuscitação cardiopulmonar e atendimento cardiovascular de emergência. Circulation 2015;132:S444-64.

[2] Fernandez Lozano I, Urkia C, Lopez Mesa JB, et al. Diretrizes do Conselho Europeu de Reanimação para a Reanimação 2015: pontos-chave. Rev Esp Cardiol (Engl Ed) 2016;69: 588-94.

[3] Li JK, Wang J, Li TF. Compressão abdominal interposta - ressuscitação cardiopulmonar após cirurgia cardíaca. Interact Cardiovasc Thorac Surg 2014;19:985- 9.

[4] McClung CD, Anshus AJ. RCP de compressão abdominal interposta para uma vítima de parada cardíaca fora do hospital que falha na RCP tradicional. West J Emerg Med 2015;16:690-2.

[5] Arntz HR, Agrawal R, Richter H, et al. Phased chest and abdominal compression-de-compression versus conventional cardiopulmonary resuscitation in out-of-hospital cardiac arrest. Circulation 2001;104:768-72.

[6] Geddes LA, Rundell A, Lottes A, Kemeny A, Otlewski M. A new cardiopulmonary re-suscitation method using only rhythmic abdominal compression: a preliminary re-port. Am J Emerg Med 2007;25:786-90.

[7] Babbs CF. CPR techniques that combine chest and abdominal compression

and de-compression: hemodynamic insights from a spreadsheet model. Circulation 1999; 100:2146-52.

[8] Sack JB, Kesselbrenner MB, Bregman D. Survival from in-hospital cardiac arrest with interposed abdominal counterpulsation during cardiopulmonary resuscitation. JAMA 1992;267:379-85.

[9] Grupo chinês de ressuscitação cardiopulmonar por elevação e compressão abdominal rítmica. Consenso de peritos sobre a ressuscitação cardiopulmonar por elevação e compressão abdominal rítmica. Chin J Emerg Med 2013;22:957-9.

[10] Wang LX, Zheng JC. Um novo método de ressuscitação cardiopulmonar executado por elevação e compressão abdominal rítmica. Chin Crit Care Med 2009;21:323-4.

[11] Zhang S, Liu Q, Han S, et al. Elevação padrão versus abdominal e RCP de compressão. Complemento Alternativo Baseado em Evidências Med 2016;2016:9416908.

[12] Hwang SO, Kim SH, Kim H, et al. Comparação dos rácios de compressão/ventilação 15:1, 15:2 e 30:2 para ressuscitação cardiopulmonar num modelo canino de paragem cardíaca simulada e testemunhada. Acad Emerg Med 2008;15:183-9.

[13] Tang W, Weil MH, Schock RB, et al. Compressão-de-compressão torácica e abdominal faseada. Uma nova opção para ressuscitação cardiopulmonar. Circulation 1997; 95:1335-40.

[14] Babbs CF. RCP com compressão abdominal interposta: uma revisão abrangente baseada em evidências. Resuscitation 2003;59:71-82.

[15] Aliverti A, Bovio D, Fullin I, et al. The abdominal circulatory pump. PLoS One 2009; 4:e5550.

[16] Aliverti A, Bovio D, Fullin I, et al. A bomba circulatória abdominal [J]. PLoS One 2009; 4(5):e5550. http://dx.doi.org/10.1371/journal.pone.0005550.

[17] Kammeyer RM, Pargett MS, Rundell AE. Comparação de preditores de resultados de RCP entre compressão abdominal rítmica e técnicas de RCP de compressão torácica contínua. Emerg Med J 2014;31:394-400.

Observação: O artigo foi publicado no American Journal of Emergency Medicine (2017), http://dx.doi.org/10.1016/j.ajem.2017.06.031

III Metabolismo do oxigénio da AACD-CPR

A AACD-RCP combina perfeitamente a ventilação com a circulação, o que melhora a incompatibilidade ventilação/perfusão (V/Q). A nossa investigação indicou que a AACD-RCP é semelhante à STD-RCP na melhoria da hemodinâmica dos doentes com PCR, mas tem vantagem no fornecimento de oxigénio aos tecidos e órgãos.

Efeito da Ressuscitação Cardiopulmonar com Compressão-Descompressão Abdominal Ativa no Metabolismo do Oxigénio e no Prognóstico de Pacientes com Paragem Cardíaca

Sha Xin, Zhang Sisen, Wang Hongwei, Cen Yingxin, Song Wei, Li Jing, Wang Lixiang **Resumo**

Objetivo Analisar o efeito da reanimação cardiopulmonar com compressão-descompressão abdominal ativa (RACC-ACD) e da reanimação cardiopulmonar padrão (RACP-AD) no prognóstico do metabolismo do oxigénio na paragem cardíaca (PCR), para avaliar o efeito do tratamento da RACC-ACD.

Métodos Foram recolhidos doentes em paragem cardíaca sem contra-indicações de STD-CPR e AACD-CPR de 1 de outubro de 2015 a 31 de maio de 2017 no Hospital Popular de Zhengzhou, tempo de PCR inferior a 30 minutos, e todos os doentes foram divididos aleatoriamente no grupo STD-CPR e no grupo AACD-CPR. Todos os doentes receberam as mesmas medidas de salvamento, se necessário para efetuar a desfibrilhação. O grupo STD-CPR, de acordo com as diretrizes para a operação de RCP (edição de 2015), o grupo AACD-CPR recuperou utilizando o instrumento de ressuscitação cardiopulmonar de elevação e compressão abdominal. Registo do metabolismo do oxigénio, da hemodinâmica e do prognóstico dos doentes de dois grupos no processo de recuperação.

Resultados Um total de 69 casos, grupo STD-CPR de 34 casos, grupo AACD-CPR de 35 casos. φ O metabolismo do oxigénio: durante a recuperação, o grupo AACD-CPR em comparação com o grupo STD-CPR aumentou significativamente o conteúdo de oxigénio no sangue arterial (CaO2): 15,6±1,5 para 14,2±1,9 ml/L, diferença de conteúdo de oxigénio arteriovenoso (avDO2) :

[18] 1,4 para 7,3±1,3 ml/L, a capacidade de transporte de oxigénio (DO2) : 248±51 para 208±54 ml/min, o consumo de oxigénio (VO2) : 134±29 para 118±32 mL/min, mas sem diferenças significativas no débito cardíaco (CO) e no conteúdo venoso misto de oxigénio (CvO_2). Hemodinâmica: Os valores de base dos dois grupos na frequência cardíaca (FC), pressão arterial média (PAM), valor do pH, grau de saturação de oxigénio no pulso (SpO2), pressão arterial de oxigénio (PaO2), pressão parcial arterial de dióxido de carbono (PaCO2), lactato (Lac) não apresentaram diferenças significativas. No processo de recuperação, a PAM, o pH, a SpO2 e a PaO2 dos dois grupos aumentaram, mas a PaCO2 e o Lac diminuíram. Exceto a PAM do grupo STD-RCP é ligeiramente superior à do grupo AACD-RCP, a tendência de alteração do grupo AACD-RCP foi obviamente mais óbvia em cada índice [valor de pH: 0,10±0,15 para 0,02±0,13, diferença de SpO2: 0,311±0,255 para 0,159±0,232, a diferença na PaO2 (mmHg, 1 mmHg = 0,133 kPa): 12,96±21,84 para 3,01±13,56, a diferença na PaCO2 (mmHg): -9,91±11,17

para - 3,52±13,87, valor Lac (mmol/L): -0,64±0,61 para -0,31±0,58]. Prognóstico: em comparação com o grupo RCP-DST, a taxa de restabelecimento da circulação espontânea (ROSC) do grupo AACD-RCP não aumentou ligeiramente (22,9% vs. 8,8%), mas o tempo de ROSC do grupo AACD-RCP foi encurtado (min: 9,59±2,67 para 11,83±3,05). A pontuação do defeito da função nervosa (NDS) na semana 1 e na semana 2 diminuiu significativamente (26,45±6,42 para 30,73±7,38; 19,25±6,27 para 22,64±5,63, respetivamente) e a taxa de sobrevivência em duas semanas aumentou ligeiramente (17,1% 5,9%).

Conclusões A AACD-RCP é semelhante à STD-RCP na melhoria da hemodinâmica dos doentes com PCR, mas tem vantagem no fornecimento de oxigénio aos tecidos e órgãos e no prognóstico dos doentes com função neurológica.

Palavras-chave: Reanimação cardiopulmonar; Compressão abdominal; Hemodinâmica; Metabolismo do oxigénio

Programa de financiamento do projeto-chave de ciência e tecnologia médicas da província de Henan (201303221); projeto-chave de apoio a talentos inovadores em ciência e tecnologia em Zhengzhou (131PLJRC682); projeto de investigação científica e tecnológica de Zhengzhou (20140452)

2Material e métodos

Aprovação ética. O significado, a segurança e a constância do dispositivo de elevação e compressão abdominal utilizado neste estudo já foram confirmados em experiências com animais e humanos [5]. Este estudo foi aprovado pelo Comité de Revisão Ética do Hospital Popular de Zhengzhou. Todos os familiares e tutores legais dos doentes receberam uma interpretação detalhada dos possíveis riscos e benefícios do estudo e foram autorizados a solicitar a interrupção do estudo em qualquer altura. Os requisitos da Declaração de Helsínquia foram rigorosamente respeitados durante todo o processo de investigação.

Pacientes. De outubro de 2015 a maio de 2017, 69 doentes com paragem respiratória e cardíaca que foram tratados no Hospital Popular de Zhengzhou. Todos os pacientes foram incluídos nos seguintes critérios: (1) perda de pulsação arterial, respiração e consciência, eletrocardiograma mostrando fibrilação ventricular ou linha reta; (2) ressuscitação cardiopulmonar padrão (STD-CPR) e AACD-CPR foram usados; (3) os pacientes adultos com um peso de 40 ~ 120 kg, sexo ilimitado; (4) tempo de CA inferior a 30 min. Critérios de exclusão: Contra-indicações da RCP-DST (por exemplo, fracturas de costelas, tumor maligno); contra-indicações da RCPA-ACD (por exemplo, traumatismo abdominal, ascite maciça).

Intervenções. Os doentes foram divididos em grupo STD-CPR e grupo AACD-CPR, de acordo com o método da tabela digital aleatória. Todos os doentes foram colocados em intubação traqueal e cateter de Swan-Ganz, ventilação artificial assistida, monitorização dos sinais vitais, estabelecimento de acesso venoso, desfibrilhação por aqueles que necessitam de desfibrilhação. O pessoal médico e de enfermagem envolvido no salvamento e na observação tem uma formação rigorosa. Grupo STD-CPR: operar de acordo com o guia de RCP da American Heart Association (AHA) de 2015 [6], pressionar a frequência 100~120 vezes /min, pressionar a profundidade de 5~6 cm. Grupo AACD-CPR: a ressuscitação foi efectuada com o dispositivo de ressuscitação cardiopulmonar de elevação e compressão abdominal (CPR-LW1000).

Padrão de resgate de término: de acordo com as diretrizes da AHA, atender aos seguintes requisitos para terminar o resgate: (1) tocar o pulso da artéria do pescoço; (2) a tez corada; (3) flutuação torácica visível; (4) a grande parte da recuperação do reflexo da luz da pupila. Resgate 30 min, se o paciente respirar, a circulação não foi restaurada, comunicação e membros da família dos pacientes, para o consentimento de suas famílias após o término do tratamento.

Medição dos resultados

Metabolismo do oxigénio: registo do volume sanguíneo (CO), teor de oxigénio arterial (CaO_2), teor de oxigénio no sangue venoso misto (CvO_2), diferença dinâmica do teor de oxigénio no sangue venoso ($avDO_2$), DO_2 e VO_2 no centro de reanimação.

Dinâmica do fluxo sanguíneo: Registar a ressuscitação de 1 minuto de gás no sangue arterial como dados básicos, registar a pressão arterial (PA), a frequência cardíaca (FC) e a pressão arterial de 5 em 5 minutos e calcular a pressão arterial média (PAM).

Prognóstico clínico: registo da taxa de reanimação, do tempo de reanimação, da pontuação da incapacidade neurológica clínica na 1.ª semana e na 2.ª semana e da taxa de sobrevivência na 2.ª semana.

Análise estatística

Os valores foram expressos como média ± desvio padrão (x ±s). O teste T foi usado para comparar os dados entre os grupos e dentro dos grupos, χ^2 teste usado para comparação de taxas. A hipótese nula foi rejeitada para $P < 0,05$.

3Resultado

2. 1Condições gerais dos pacientes (Tabela 1): 69 doentes com AC, 35 homens, 34 mulheres, 18-69 anos, média (44,8 ± 8,7) anos, AACD-CPR 35 casos, STD-CPR 34 casos. O grupo AACD-CPR e o grupo STD-CPR não apresentaram significância estatística ($P > 0,05$).

Table 1 Comparison of baseline data of CAA patients with cardiac arrest with different resuscitation methods						
Group	N	Gender (n)		Age (year, x±s)	BMI (kg/m², x±s)	CAtime (min, x±s)
		Male	Female			
STD-CPRgroup	34	17	17	42.4±9.3	62.16±15.49	17.29±5.73
AACD-CPRgroup	35	18	17	45.1±9.0	65.72±12.91	19.84±6.51
t/χ^2 value		0.014		-1.226	-1.038	-1.725
*P*value		0.906		0.225	0.302	0.089

RCP-STD, ressuscitação cardiopulmonar padrão; RCP-ACD, ressuscitação cardiopulmonar de compressão-descompressão abdominal ativa ; IMC, índice de massa corporal.

3.2 O índice do metabolismo do oxigénio (Tabela 2): Durante a RCP, os níveis de CaO2, $avDO_2$, DO_2 e VO_2 no grupo AACD-RCP foram significativamente mais elevados do que no grupo STD-RCP (*P* <0,05), enquanto não houve diferença significativa entre CO e CvO_2 em ambos os grupos (*P* > 0,05).

Table 2 Comparison of oxygen Metabolism Indexes during resuscitation between two groups of patients with Cardiac arrest and Cardiac arrest with different resuscitation methods (x ±s)				
Group	N	CO (L/min)	CaO_2 (mL/L)	C_VO_2 (mL/L)
STD-CPR Group	34	2.15±0.45	142±19	69±23
AACD-CPR Group	35	1.98±0.56	156±15	73±16
tvalue		1.388	-3.402	-0.841
*P*value		0.170	0.001	0.404
Group	N	$avDO_2$ (mL/L)	DO_2 (mL/min)	VO_2 (mL/min)
STD-CPR group	34	73±13	208±54	118±32
AACD-CPR group	35	83±14	248±51	134±29
Tvalue		-3.072	-3.164	-2.178
P value		0.003	0.002	0.033

RCP-STD, reanimação cardiopulmonar padrão; RCP-ACD, reanimação cardiopulmonar de compressão-descompressão abdominal ativa; DC, débito cardíaco; CaO_2 , teor de oxigénio arterial; CVO_2 , teor de oxigénio venoso misto; $avDO_2$, diferença de teor de oxigénio arteriovenoso; DO_2 , carga de oxigénio; VO_2 , consumo de oxigénio.

3.3 Indicadores hemodinâmicos (Figura 1; Tabela 3): antes da reanimação, os dois grupos não apresentavam diferenças significativas na FC, PAM, valor do pH, SpO_2 , PaO_2 , $PaCO_2$, Lac (todos $P > 0{,}05$). Durante o processo de reanimação, a FC recuperou gradualmente, o valor do pH, a PAM, a SPO_2 e a PaO_2 apresentaram uma tendência crescente, mas a $PaCO_2$ e o Lac apresentaram uma tendência decrescente. O valor do pH, a SPO_2 e a PaO_2 do grupo AACD-RCP aumentaram mais rapidamente e a $PaCO_2$ e o Lac diminuíram mais rapidamente ($P < 0{,}05$). A PAM do grupo STD-CPR foi maior, mas a diferença não foi estatisticamente significativa (P> 0,05).

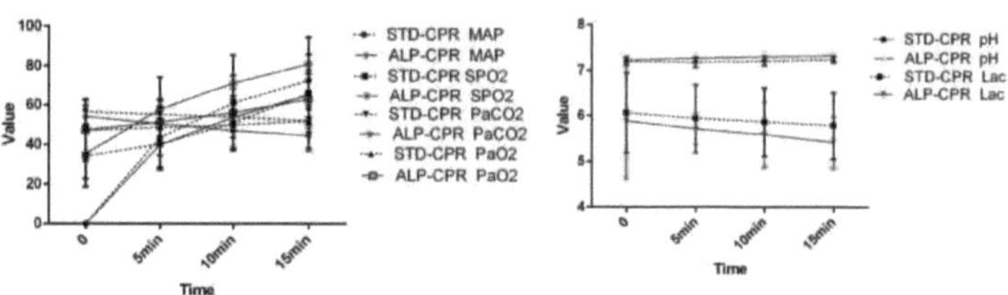

RCP-STD, ressuscitação cardiopulmonar padrão; RCP-ACD, ressuscitação cardiopulmonar de compressão-descompressão abdominal ativa; FC, frequência cardíaca; PAM, pressão arterial média; SPO2, saturação de oxigénio no pulso; PaO2, pressão parcial arterial de oxigénio; PaCO2, pressão parcial arterial de dióxido de carbono; Lac, lactato. 1 mmHg=0,133 kPa

Figura 1 tendência de alteração da hemodinâmica e do índice de gases no sangue arterial durante a reanimação em dois grupos de doentes com paragem cardíaca e PCR com diferentes métodos de reanimação

Table 3Comparison of hemodynamic and arterial blood gas index difference before and after resuscitation in two groups of cardiac arrest (CA) patients with different resuscitation methods（x±s）

Group	N	HRdifference（次/min）	MAPdifference（mmHg）	pH value difference	SpO_2 difference	PaO_2difference（mmHg）	$PaCO_2$difference（mmHg）	Lacdifference（mmol/L）
STD-CPR group	34	58.28±14.26	67.56±15.43	0.02±0.13	0.159±0.232	3.01±13.56	-3.52±13.87	-0.31±0.58
AACD-CPR group	35	64.58±15.61	59.27±19.23	0.10±0.15	0.311±0.255	12.96±21.84	-9.91±11.17	-0.64±0.61
t value		-1.749	1.972	-2.364	-2.584	-2.266	2.111	2.302
*P*value		0.085	0.053	0.021	0.012	0.027	0.038	0.024

RCP-STD, ressuscitação cardiopulmonar padrão; RCP-ACD, ressuscitação cardiopulmonar de compressão-descompressão abdominal ativa; FC, frequência cardíaca; PAM, pressão arterial média; SPO2, saturação de oxigénio no pulso; PaO2, pressão parcial arterial de oxigénio; PaCO2, pressão parcial arterial de dióxido de carbono; Lac, lactato. 1 mmHg=0,133 kPa

3. 4Indicadores de prognóstico clínico (Tabela 4: em comparação com o grupo RCP-DST, o tempo de RCE no grupo AACD-RCE foi significativamente mais precoce do que no grupo RCE1. O NDS diminuiu significativamente em 1 semana e 2 semanas (P<0,05). E a taxa de ROSC e a taxa de sobrevivência em 2 semanas aumentaram, mas a diferença não foi estatisticamente significativa (*P*> 0,05).

Table 4Comparison of clinical outcomes between two groups of cardiac arrest (CA) patients with different resuscitation methods (x±s)

Group	N	ROSC rate [% (n)]	ROSC time (min, x±s)	2 - week survival rate [% (n)]
STD-CPR group	34	8.8 (3)	11.83±3.05	5.9 (2)
AACD-CPR group	35	22.9 (8)	9.59±2.67	17.1 (6)
χ^2 / t value		2.535	3.249	2.133
P value		0.188	0.002	0.259

Group	N	NDS (score, x±s)	
		one- week	two- week
STD-CPRgroup	34	30.73±7.38	22.64±5.63
AACD-CPRgroup	35	26.45±6.42	19.25±6.27
χ^2 / tvalue		2.572	2.361
*P*value		0.012	0.021

RCP-SD, reanimação cardiopulmonar padrão; RCP-ACD, reanimação cardiopulmonar ativa por compressão-descompressão abdominal; ROSC, recuperação circulatória autonómica; NDS, pontuação do défice neurológico.

4Discussão

A taxa de sobrevivência dos doentes com paragem cardíaca extra-hospitalar (OHCA) entre 2006 e 2010 foi de 8,2% ~10,4%[7] . De acordo com a investigação epidemiológica nos países desenvolvidos, a incidência de PCR continua a ser elevada, mas a limitação da pressão externa, os defeitos faciais, a unilateralidade, a falta de uma operação precisa e eficaz do pessoal de salvamento resultaram numa taxa de ROSC muito baixa[8,9] . O tórax na RCP-DST não consegue recuperar totalmente e não dá o devido valor ao efeito da bomba coração-pulmão e pulmão, pelo que a taxa de sucesso da RCP é limitada[10] . A equipa de Wang Lixiang, com base na RCP abdominal, propõe a nova técnica ALC-RCP para restabelecer o tamanho do corpo, puxando e pressionando o abdómen[11] ; de modo a obter o efeito de tratamento de salvamento.

Lee Sooman et al.[12] demonstraram que a taxa de ROSC do grupo AACD-CPR e a taxa de sobrevivência em tempo suficiente eram significativamente superiores às do grupo STD-CPR. Liu Qing et al.[13] relataram que a taxa de ROSC da AACD-CPR foi de 20%, e que não houve lesão de órgãos abdominais, regurgitação e aspiração durante a RCP; Zhu Jiang e Yang Guihua et al.[14] relataram que a taxa de ROSC da STD-CPR foi de 11%, e os resultados de Zhang Zhenyu e Yu Xiaofang et al.[15] de ROSC foram de 10,7%. Vários resultados de pesquisa mostraram que o efeito de recuperação da AACD-RCP é bom, mas mais concentrado na hemodinâmica[16,17] . A premissa de um salvamento bem sucedido de pacientes com PCR é restaurar o fornecimento de sangue e corrigir o metabolismo anormal do oxigénio. Por conseguinte, o fornecimento de oxigénio ao corpo e a oxigenação dos tecidos não devem ser ignorados. Wu et al.[18] avaliaram o efeito da hipotermia na microcirculação cerebral após RCP na diferença de Lac e na diferença de CO2 da veia jugular interna e concluíram que a elevada taxa de absorção de oxigénio indicava a microcirculação do cérebro e que o prognóstico dos doentes era bom. Solevg et al.[19] mostraram que a saturação de oxigénio nos tecidos, o pH e o Lac como indicadores do metabolismo anaeróbico podem refletir a oxigenação e os resultados de órgãos importantes. A monitorização do metabolismo do oxigénio reflectiu a hipoperfusão dos tecidos e a função de oxigenação dos tecidos[20] , e Li JW et al.[21] utilizaram o índice do metabolismo do oxigénio para refletir o fornecimento de oxigénio aos tecidos, avaliando assim o efeito da ECMO no tratamento da SDRA, pelo que pode ser utilizado como método de avaliação do efeito da reanimação.

Os resultados deste estudo mostram que o DC da RCP-DST é ligeiramente superior ao da RCP-ACD, o que sugere que pressionar o efeito de ejeção cardíaca torácica pode ser melhor. Estudos anteriores demonstraram que, em comparação com a AACD-RCP, a STD-RCP pode proporcionar uma PAM mais elevada[22] . Neste estudo, embora a PAM do grupo STD-CPR tenha sido ligeiramente superior, o grupo AACD-CPR apresentou valores de CaO2, DO2, pH. A SpO2 e a PaO2 foram significativamente superiores às do grupo RCP-SD, a PaCO2 e a Lac diminuíram significativamente, o que sugere que a AACD-RCP pode proporcionar um melhor fornecimento de oxigénio, o que pode estar relacionado com as "quatro bombas" da AACD-RCP. O diafragma move-se para cima e para baixo, o coração flexiona-se e contrai-se, reflectindo a segunda bomba do coração e do tórax; ao mesmo tempo, as alterações da pressão torácica, tanto da respiração como da circulação sanguínea, reflectem a bomba do pulmão e do abdómen[10] . Wang LX et al.[23] demonstraram que a AACD-CPR pode proporcionar um volume corrente mais elevado e que o efeito da ventilação auxiliar é melhor. Em condições patológicas, as necessidades de oxigénio do corpo aumentam consideravelmente e a AACD-RCP pode proporcionar um maior CaO_{2s} DO_{2s} $avDO_2$. Os resultados sugerem que a taxa de utilização de oxigénio no grupo AACD-RCP é superior à do grupo STD-RCP, pelo que a AACD-RCP pode ser superior à STD-RCP na melhoria da microcirculação. Liu Q et al.[24] também concluíram que a AACD-RCP pode proporcionar um bom suporte hemodinâmico e de fornecimento de oxigénio. Spronk et al.[25] propuseram o conceito de "ressuscitação com oxigénio em células de choque", enfatizando a melhoria da microcirculação corporal e a absorção de oxigénio, pelo que a AACD-RCP pode ser um novo método de tratamento do choque traumático.

Este estudo mostrou que o grupo AACD-RCP recuperou a vida mais cedo do que o grupo STD-RCP, mas não houve diferença na taxa de recuperação da vida, o que sugere que o efeito de recuperação das duas vias é bastante semelhante aos resultados da investigação de Wang Guotao et al.[26] . Além disso, a pontuação NDS do grupo AACD-RCP numa semana e duas semanas foi significativamente mais baixa no grupo

STD-CPR, indicando que a AACD-CPR no prognóstico de pacientes com lesão neurológica pode ser mais excelente STD-CPR.

5Conclusão

Em suma, este estudo mostra que a AACD-CPR pode alcançar uma circulação sanguínea ininterrupta e um suporte respiratório tanto na hemodinâmica como na restauração da circulação espontânea e o efeito da STD-CPR é. A AACD-CPR, para compensar os defeitos da STD-CPR, não pode ter em conta a respiração, o fornecimento de oxigénio à microcirculação dos tecidos e o prognóstico clínico tem mais vantagens. No entanto, devido ao número limitado de casos recolhidos, menos que uma parte pode ser afetada como resultado, precisamos de um estudo clínico multicêntrico mais confirmado.

Referências

[1] BjOrshol CA, SOreide E. Melhorando a sobrevivência após parada cardíaca [J]. Semin Neurol, 2017, 37 (1): 25-32. DOI: 10.1055/s-0036-1593890.
[2] Wang LX, Song W, Zhang SS, et al. Relatório clínico multicêntrico de ressuscitação cardiopulmonar com elevação e compressão abdominal [J]. Chin J Emerg Med, 2017, 26 (3): 333-336. DOI: 10.3760/cma.j.issn.1671-0282.2017.03.019.
[3] He ZJ, Guo XS, Chen D, et al. Metabolismo do oxigénio durante a RCP em doentes críticos [J]. Chin J Emerg Med, 2001, 10 (6): 376-379. DOI: 10.3760/j.issn.1671- 0282.2001.06.006.
[4] Ferradal SL, Yuki K, Vyas R, et al. Non-invasive Assessment of Cerebral Blood Flow and Oxygen Metabolism in Neonates during Hypothermic Cardiopulmonary Bypass: Viabilidade e implicações clínicas [J]. Sci Rep, 2017, 7: 44117. DOI: 10.1038/srep44117.
[5] A. Morino, M. Shida, M. Tanaka et al., "Parâmetros que afectam o volume corrente durante a compressão abdominal expiratória em pacientes com ventilação mecânica prolongada por traqueostomia, "Journal of Physical Therapy Science, vol.27, no.7, pp.2167- 2169, 2015.
[6] Neumar RW, Shuster M, Callaway CW, et al. Parte 1: Resumo Executivo: Atualização das Diretrizes da American Heart Association de 2015 para Ressuscitação Cardiopulmonar e Cuidados Cardiovasculares de Emergência [J]. Circulation, 2015, 132 (18 Suppl 2): S315- 367. DOI: 10.1161/CIR.0000000000000252.
[7] Nolan JP. Parada cardíaca e ressuscitação cardiopulmonar [J]. Semin Neurol,

2017, 37 (1): 5-12. DOI: 10.1055/s-0036-1597832.
[8] Shao SH.Progresso na pesquisa de ressuscitação cardiocerebral.Chin J Crit Care Med, 2017, 37 (6): 572-576. DOI: 10.3969 / j.issn.1002-1949.2017.06.023.
[9] Movahedi A, Mirhafez SR, Behnam-Voshani H, et al. A Comparison of the Effect of Interposed Abdominal Compression Cardiopulmonary Resuscitation and Standard Cardiopulmonary Resuscitation Methods on End-tidal CO2 and the Return of Spontaneous Circulation Following Cardiac Arrest: Um Ensaio Clínico [J]. Acad Emerg Med, 2016, 23 (4): 448-454. DOI: 10.1111/acem.12903.
[10] Li JK, Wang J, Li TF. Compressão abdominal interposta - ressuscitação cardiopulmonar após cirurgia cardíaca [J]. Interact Cardiovasc Thorac Surg, 2014, 19 (6): 985-989. DOI: 10.1093/icvts/ivu255.
[11] Wang LX, Sun K, Ma LZ, et al. Efeitos da elevação abdominal e da compressão da pressão torácica e das compressões torácicas no volume corrente pulmonar de pacientes com paragem cardíaca J. Chin J Crit Care Med, 2009, 29 (9): 784-785. DOI : 10.3969/j.issn.1002-1949.2009.09.005
[12] Li XM, Wang LX, Liu YH, et al. Um estudo experimental sobre os efeitos da elevação e compressão abdominal rítmica durante a ressuscitação cardiopulmonar num modelo suíno de asfixia [J]. Chin Crit Care Med, 2012, 24 (4): 237-240. DOI: 10.3760/cma.j.issn.2095-4352.2012.04.014.
[13] Li Q, Zhang SS, Peng DY, et al. Observação clínica sobre o efeito de ressuscitação da elevação abdominal e ressuscitação cardiopulmonar por compressão [J]. Chin Crit Care Med, 2015, 27 (12): 1011-1012. DOI: 10.3760/cma.j.issn.2095-4352.2015.12.017.
[14] Zhu J, Yang GH. Análise do tratamento de 90 casos de parada cardíaca [J]. Chin J TCM WM Crit Care, 2012, 19 (3): 187. DOI: 10.3969/j.issn.1008-9691.2012.03.023.
[15] Zhang ZY Yu XF. Caraterísticas clínicas da morte súbita fora do hospital e efeito da intervenção no terreno sobre o efeito da reanimação [J]. Chin J TCM WM Crit Care, 2011,18 (3): 184.DOI: 10.3969/j.issn.1008-9691.2011.03.025.
[16] Wang HW, Zhang SS, Sha X, et al. Valor clínico do PETCO2 na avaliação da eficácia da RCP de elevação e compressão abdominal: um relatório de 92 casos [J / CD]. Chin J Hygiene Rescue (Electronic Edition), 2017, 3 (2): 107-112. DOI: 10.3877/cma.j.issn.2095-9133.2017.02.009.
[17] Wang HW, Sha X, Zhang SS, et al. Progresso da pesquisa de circulação artificial e ventilação de ressuscitação cardiopulmonar pré-hospitalar [J / CD]. Chin J Hygiene Rescue (Edição eletrónica), 2017, 3 (2): 113-117. DOI: 10.3877/cma.j.issn.2095- 9133.2017.02.010.
[18] Wu J, Yuan W, Li J, et al. Efeitos da hipotermia leve no fluxo sanguíneo de microvasos cerebrais grandes e pequenos em um modelo suíno de parada cardíaca [J]. Neurocrit Care, 2017,: DOI: 10.1007/s12028-017-0395-6.
[19] Solevag AL, Schmolzer GM, Nakstad B, et al. Associação entre a espetroscopia de infravermelho próximo do cérebro e dos rins e a mortalidade precoce pós-reanimação em leitões recém-nascidos asfixiados [J]. Neonatologia, 2017, 112 (1): 80-86. DOI: 10.1159/000458515.

[20] Xu X. O significado clínico dos parâmetros de monitorização da cinética e do metabolismo do oxigénio no diagnóstico e tratamento do choque [J]. Int J Pediatr, 2013, 40 (6): 621-624. DOI: 10.3760/cma.j.issn.1673-4408.2013.06.023.
[21] Li JW, Liang HK, Wu GS, et al. Aplicação clínica da oxigenação por membrana extracorporal em pacientes adultos com síndrome do desconforto respiratório agudo. Chin J TCM WM Crit Care, 2017, 24 (1): 40-43. DOI: 10.3969/j.issn.1008-9691.2017.01.013.
[22] Zhang S, Liu Q, Han S, et al. Padrão versus elevação abdominal e compressão RCP [J]. Evid Based Complement Alternat Med, 2016, 2016: 9416908. DOI:10.1155/2016/9416908.
[23] Wang LX, Li XM, Guo CC, et al. Efeito da ressuscitação cardiopulmonar por elevação abdominal e compressão no volume corrente pulmonar em pacientes com depressão respiratória sob anestesia geral [J]. Chin Crit Care Med, 2015, 27 (3): 221-222. DOI: 10.3760/cma.j.issn.2095-4352.2015.03.013.
[24] Li HQ, Wang LX, Liu YH, et al. Efeito do levantamento abdominal e da ressuscitação cardiopulmonar por compressão na hemodinâmica em porcos de parada cardíaca [J]. Chin Crit Care Med, 2011, 23 (10): 631-632. DOI: 10.3760/cma.j.issn.1003- 0603.2011.10.018.
[25] Spronk PE, Zandstra DF, Ince C. Bench-to-bedside review: sepsis is a disease of the microcirculation [J]. Crit Care, 2004, 8 (6): 462-468. DOI: 10.1186/cc2894.
[26] Wang GT, Zhang SS, Li Q, et al. Aplicação clínica da ressuscitação cardiopulmonar por elevação e compressão abdominal: um relato de 40 casos [J]. Chin J Emerg Med, 2015, 24 (11): 1264-1267. DOI: 10.3760/cma.j.issn.1671-0282.2015.11.018.

Nota: O artigo foi publicado emZhonghua Wei Zhong Bing Ji Jiu Yi Xue, 2017,29 (12) :1117-1121

IV A aplicação do PetCO2 na AACD-CPR

Embora possamos avaliar o sucesso do restabelecimento através do pulso aórtico autónomo, da tez facial húmida, do aparecimento de respiração autónoma, da contração das pupilas e do reaparecimento de um reflexo de luz, ou do aparecimento de movimentos oculares e espasmos dos membros, estes não são exactos. Uma investigação indicou que a capnometria representa potencialmente um indicador clínico útil de morte que poderia orientar as decisões de terminar os esforços de reanimação. Os pesquisadores sugeriram que há uma estreita correlação entre a PetCO2 e o débito cardíaco, o volume sistólico e a pressão de perfusão coronariana e cerebral durante a RCP. Com a pesquisa, sugerimos que a variação do valor de PetCO2 pode ser usada como um índice clínico para avaliar e prever o efeito da RCPA-RCP, e níveis de PetCO2 superiores a 2,67kPa (20mmHg) após 20 minutos podem ser usados para prever a RCE.

Análise clínica do PetCO2 na previsão de RCP de elevação e compressão abdominal

Hong wei Wang, Sisen Zhang,Ying xin Cen,Xin Sha,Wei Song ,Jing Li ,Lixiang Wang

Resumo

Objetivo: Analisar o efeito clínico da pressão parcial do dióxido de carbono expirado (PetCO2) na avaliação e predição da RCP de elevação e compressão abdominal (RCP-AP).

Métodos: 92 doentes com paragem cardíaca foram intubados e receberam RCP-Alp realizada com um dispositivo de elevação/compressão abdominal, monitorizando a variação da FC, PaO2, PaCO2 e PetCO2. O número de doentes com sobrevivência de 30 e 60 minutos e o tempo de ROSC foram registados no grupo de sucesso, tendo sido também calculada a taxa de sucesso da recuperação. Dados de acordo com os critérios de Utstein, informações demográficas, dados médicos. A nossa hipótese foi que um nível de PetCO2 de 2,67 kPa (20 mmHg) ou mais após 20 minutos de suporte avançado de vida cardíaco padrão poderia prever o RCE.

Resultados: No início, o ALP-CPR e o PetCO2 de ambos os grupos eram de cerca de 9~10mmHg. A diferença entre os dois grupos não tem significado estatístico (P * 0,05). Enquanto a PetCO2 aumentou gradualmente no grupo de sucesso durante o processo de ALP-CPR, o grupo de insucesso aumentou ligeiramente aos 2~5min, depois diminuiu progressivamente durante o processo de ALP-CPR ($P<0,05$). Os valores de PetCO2 de 2,67 kPa (20 mmHg) ou menos discriminaram entre 37 pacientes com ROSC e 55 pacientes sem ROSC ($P<0,05$), mas a taxa de recuperação bem-sucedida em 30 min e 60 min após o ROSC foi de 17,4% (16/92) no grupo bem-sucedido. A diferença entre a PAM, a PaO2 e a PaCO2 após 20 minutos de reanimação em comparação com a elevação abdominal e o processo de RCP por compressão foi estatisticamente significativa ($P<0,05$), a área sob a curva caraterística de funcionamento do recetor (IC95%) é de 0,845, a sensibilidade e a especificidade foram, respetivamente, de 0,80 e 0,83.

Conclusões: A variação do valor de PetCO2 pode ser usada como um índice clínico para avaliar e prever o efeito da RPC-ALP.

Palavras-chave: Elevação e compressão abdominal; Ressuscitação cardiopulmonar; Restauração da circulação espontânea; Pressão parcial de dióxido de carbono no final da expiração

Introdução

A reanimação cardiopulmonar (RCP) é a única medida de primeiros socorros eficaz para tratar doentes com PCR e melhorar a sua taxa de sobrevivência, de acordo com as actuais diretrizes da American Heart Association e do European Resuscitation Council (ERC) sobre RCP. As baixas taxas de sobrevivência, consistentes e desencorajadoras, obrigam a uma reavaliação das actuais estratégias e técnicas de reanimação[1-4] . Inventámos um novo dispositivo capaz de melhorar a elevação e a compressão da parede abdominal, o que compensou a falta de compressões torácicas (traumatismo da parede torácica ou fratura de costelas, et al). Os testes clínicos efectuados com este dispositivo demonstram que ele pode atingir uma taxa de sobrevivência mais elevada do que a compressão torácica em doentes com paragens cardíacas[5] . São necessários mais estudos para avaliar completamente este dispositivo de elevação abdominal e de aumento da compressão antes de poder ser recomendado para uma utilização clínica generalizada, e a mais comum de todas as decisões após o início da RCP continua a ser a decisão de quando parar. Vários indicadores clínicos têm sido utilizados para determinar quando os esforços de RCP devem ser encerrados[6-8] . A capnografia representa potencialmente um indicador clínico útil de morte que poderia orientar as decisões de encerrar os esforços de ressuscitação[9,10] . Procurámos avaliar a hipótese de que a pressão parcial de PetCO2 pode avaliar e prever a não sobrevivência numa coorte independente de doentes em paragem cardíaca. No presente estudo, procurámos obter uma sensibilidade e especificidade elevadas, um valor preditivo e um método eficiente para avaliar e prever os doentes em PCR a serem tratados com RCP-Alp. Relatamos aqui os nossos resultados.

Materiais e métodos

Doentes

Este foi um estudo prospetivo realizado no centro médico de emergência e em 120 postos de primeiros socorros do Hospital Popular de Zhengzhou e do Hospital Popular da província de Hainan, de setembro de 2014 a outubro de 2016. Um total de 92 doentes que sofreram uma paragem cardíaca súbita e foram tratados por uma equipa de emergência móvel foram incluídos no presente estudo prospetivo. A eficácia, segurança e estabilidade do dispositivo de elevação e compressão abdominal utilizado neste estudo foram verificadas em experiências com animais e seres humanos[11] . Este estudo foi também aprovado pelo Comité de Revisão Ética do Hospital Popular de Zhengzhou e do Hospital Popular da província de Hainan. Todos os familiares ou tutores legais dos doentes receberam uma explicação pormenorizada dos possíveis riscos e benefícios do estudo e foram autorizados a solicitar a interrupção do estudo em qualquer altura. Os requisitos da Declaração de Helsínquia foram rigorosamente respeitados durante todo o processo de investigação. Foi exigido que um familiar próximo ou um tutor legal do doente fornecesse um consentimento informado por escrito para participar no estudo.

Os critérios incluem: (1) estar em conformidade com as indicações do ALP-CPR e não ter contra-indicações. indicações incluem: O traumatismo torácico provoca paragem cardíaca, fraqueza muscular respiratória, supressão respiratória da anestesia geral, especialmente as situações de deformidade torácica, fratura torácica (incluindo fracturas das costelas torácicas surgidas no processo de recuperação, etc.), hemopneumotórax e indicação de compressão torácica. (2) as contra-indicações incluem: lesão externa do abdómen, rutura do diafragma, hemorragia na cavidade abdominal ou nos órgãos internos, aneurisma da aorta abdominal e grande tumor na cavidade abdominal, lesão da cavidade abdominal ou dos órgãos internos durante a compressão abdominal, massa abdominal maciça (como gravidez, obstrução intestinal, tumores dos órgãos abdominais, grande quantidade de ascite, quistos gigantes dos ovários), etc.

Critérios de exclusão: (1) contraindicação para a utilização de ALP-CPR, sem indicação para reanimação ou lesão de órgãos abdominais durante a compressão abdominal. (2) doença que possa afetar significativamente a avaliação da eficácia (por exemplo, doenças crónicas debilitantes como a malignidade ou a tuberculose grave), e não obter consentimento informado.

Adultos de ambos os sexos com um peso corporal de 40~150 kg que cumprissem as diretrizes da American Heart Association (AHA) para a paragem cardiorrespiratória observada no serviço de urgência eram elegíveis para inclusão .[12]

Conceção do estudo

Em conformidade com o consenso de especialistas de 2016 sobre ALP-CPR e as diretrizes da Associação Americana do Coração (AHA) de 2010, o modelo de dispositivo de elevação/compressão abdominal CPR-LW1000 (número de patente: ZL 2009 2 0164343.6, ZL 2009 2 0160376.3, ZL 2014 3 0044027.1) inventado pelo Professor Lixiang Wang do Hospital Geral do Centro Médico de Emergência das Forças Policiais Armadas e produzido pela Beijing Germari Medical Equipment Co., Ltd., foi utilizado para realizar ALP-CPR[13] (os pormenores do estudo são apresentados no Anexo). A introdução ao método de funcionamento detalhado: um painel de visualização, pegas de aplicação de pressão e um dispositivo de pressão negativa constituído pelo dispositivo. Os operadores seguram as pegas de aplicação de pressão e colocam a placa de compressão no abdómen do doente. Depois de ligar o aparelho, é gerada uma pressão negativa que provoca uma ligação apertada entre estas placas de pressão e o abdómen do doente. Em seguida, o operador pressiona um indicador luminoso, que é ativado por um sinal sonoro com uma frequência de 100 vezes/minuto, e o aparelho executa compressões verticais descendentes alternadas e acções de elevação ascendentes. A duração da compressão e da elevação foi efectuada numa relação de 1:1, a pressão era de aproximadamente 186 mmHg quando a luz indicadora estava acesa e a força de elevação era de aproximadamente 112 mmHg. Todos os doentes foram entubados e um tubo endotraqueal foi imediatamente ligado ao capnómetro, o monitor cardiográfico multifunções foi monitorizado dinamicamente. Monitorizámos continuamente o PetCO2 e registámo-lo durante a RCPA-RCP; as medições do PetCO2 foram efectuadas utilizando o método de fluxo lateral com o capnómetro de infravermelhos integrado no monitor do desfibrilhador LIFEPACK 12 ou com o BCI Capnocheck Modelo 20600A1.

Índice de obviedade

Monitor cardiovascular multifunções, detetor de CO2 e outros equipamentos de monitorização avaliam o efeito da ALP-CPR; o comissário recolhe e regista as informações antes, durante e após a reanimação, e os estatísticos profissionais analisam os parâmetros da ROSC.

Definimos o retorno da circulação espontânea (ROSC) de acordo com o estilo Utstein ("qualquer ROSC" - pulso palpável na artéria carótida, independentemente da duração, e ROSC com admissão no hospital).

Terminação do tratamento de salvamento: o tratamento de salvamento foi considerado bem sucedido e terminado com o aparecimento de um pulso aórtico autónomo, tez facial húmida, aparecimento de respiração autónoma, encolhimento das pupilas e reaparecimento de um reflexo de luz, ou aparecimento de movimento do globo ocular e espasmos dos membros[14] . Se, durante pelo menos 30 minutos, os esforços de salvamento de rotina não registassem qualquer pulso ou respiração autónoma dos doentes, o tratamento de salvamento era interrompido após obtenção do consentimento informado dos familiares.

índice de controlo

A frequência cardíaca (FC), a PAM, a PaO2 e a PaCO2 foram medidas durante os períodos pré-RCP, RCP e pós-RCP, e a PetCO2 foi também monitorizada em diferentes momentos, tendo a vida aos 30 e 60 minutos após o RCE sido também registada dinamicamente.

Análise estatística

As estatísticas descritivas são apresentadas como média + desvio padrão para variáveis contínuas. A análise das variáveis catergóricas foi efectuada utilizando o teste χ^2 e o teste exato de Fisher. As comparações entre grupos foram efectuadas através do teste t (distribuição normal) e do teste de Shapiro-Franciafa (falha no teste de normalidade). Para o PetCO2, a sensibilidade e a especificidade foram calculadas utilizando fórmulas padrão, análise multivariada de medições repetidas com PetCO2 em diferentes momentos, foram obtidas curvas ROC (receiver operating characteristic). Quanto maior for a área sob a curva ROC (AUROC), melhor será o valor preditivo da PetCO2. Todos os testes estatísticos foram bicaudais com significância, a hipótese nula foi considerada rejeitada com valores de P inferiores a 0,05 em todos os testes. Todas as análises foram efectuadas utilizando o software estatístico SPSS 19 (IBM Corp., Armonk, NY, EUA).

Resultados

A situação geral e o motivo da paragem cardíaca dos doentes com sucesso e com insucesso na recuperação são apresentados na tabela 1.

Durante o período de RCP-ALP, 92 doentes sem quaisquer sinais de circulação no início da intervenção no nosso estudo. No final, 37 doentes foram reanimados com ROSC (40,2%), no entanto, 60min após ROSC a sobrevivência global até à admissão hospitalar ocorreu em 17,4% (16 doentes), o que não tem diferença estatisticamente significativa com 17,5% (7/40)[15] no pré-experimento (P > 0,05).(Figura 1)

A FC, a PAM, a PaO2 e a PaCO2 dos pacientes melhoraram significativamente durante a RCPA-RCP (P < 0,05). 20 minutos após o RCE, a PAM, a PaO2 e a PaCO2 estavam todas mais altas do que no processo de RCPA-RCP (P < 0,05).(Tabela 2)

No início da RPC-ALP, a PetCO2 de ambos os grupos era de cerca de 9~10mmHg (P>0,05). A PetCO2 aumentou gradualmente no grupo de sucesso durante o processo de RPC-ALP e aumentou ligeiramente de 2 a 5 minutos após a RPC-ALP, diminuindo progressivamente no grupo de insucesso (P<0,05). Valores de PetCO2 de 2,67kPa (20mmHg) ou menos discriminaram entre os 37 pacientes com ROSC e os 55 pacientes sem ROSC (P<0,05), mas a taxa de recuperação de sucesso 60 minutos após o ROSC foi de 17,4% (16/92) no grupo de sucesso (Figura 2,3). A diferença de PAM, PaO2 e PaCO2 após 20 minutos de RCE em comparação com o processo de elevação abdominal e RCP por compressão foi estatisticamente significativa (P < 0,05) (Tabela 2). Quando um valor de PetCO2 de 20 minutos de 2,67kPa (20mmHg) ou menos foi usado como teste de triagem para prever o ROSC, a área sob a curva caraterística de operação do recetor (IC95%) é 0,845, a sensibilidade e a especificidade foram respetivamente 0,80,0,83.(Figura 4)

Tabela 1: Efeito de diferentes factores na ALP-CPR

Factor		Successful group(n=37)	Failure group(n=55)
Age (y)		59.78±16.56	66.35±13.42
Sex	male	21	27
	Female	16	28
Cardiogenic (%)		15(16.30)	8(8.70)
Brain-derived (%)		7(7.61)	23(25.00)
Pulmonary (%)		3(3.26)	2(2.17)
Traumatic (%)		5(5.43)	15(16.30)
Other (%)		7(7.61)	7(7.61)

ALP-CPR, ressuscitação cardiopulmonar por elevação e compressão abdominal.

Tabela 2: Comparação dos índices de ALP-CPR em diferentes momentos

Time	n	HR(counts/min)	MAP(mmHg)	PaO2(mmHg)	PaCO2(mmHg)
pre-CPR①	92	Can't measure	Can't measure	53.5±11.5	60.6±6.5
ALP-CPR②	92	27.7±44.8	72.4±7.5	63.7±13.3	55.1±12.1
20min post-CPR ③	37	32.2±46.3	76.8±9.2	75.8±14.2	35.3±10.7
②:①t		-	-	5.564	-3.841
P		-	-	< 0.05	< 0.05
③:①t		-	-	9.294	-16.409
P		-	-	< 0.05	< 0.05
③:②t		0.511	2.819	4.583	-8.678
P		> 0.05	< 0.05	< 0.05	< 0.05

ALP-CPR, ressuscitação cardiopulmonar por elevação e compressão abdominal; FC, frequência cardíaca; PAM, pressão arterial média; PaO2, pressão parcial de oxigénio arterial; PaCO2, pressão parcial de dióxido de carbono arterial; 1mmHg=0,133 kPa.

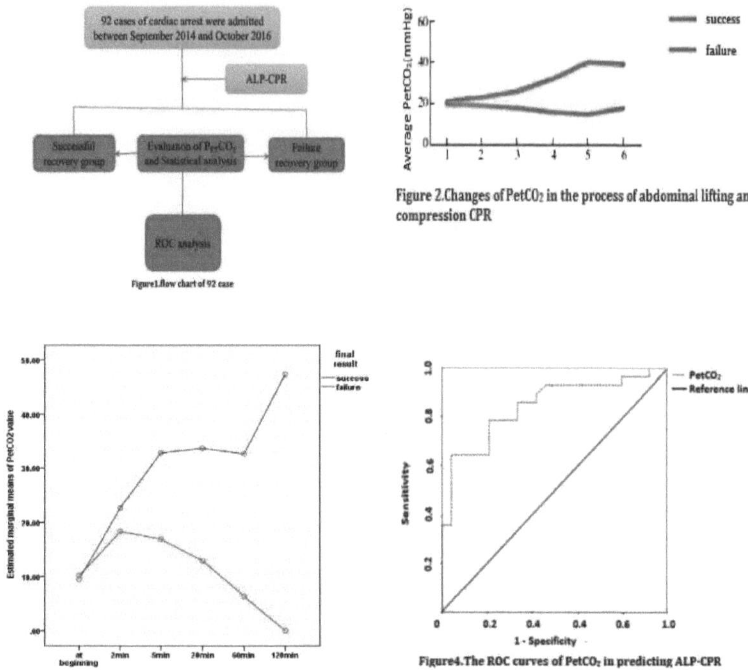

Figure1.flow chart of 92 case

Figure 2.Changes of PetCO2 in the process of abdominal lifting and compression CPR

Figure 3.The estimated marginal means of PetCO2 value

Figure4.The ROC curves of PetCO2 in predicting ALP-CPR

Discussão

Em 2015, as diretrizes de RCP da American Heart Association recomendam que os principais objectivos dos doentes com PCR sejam o ROSC e, em seguida, o restabelecimento da ventilação, reduzindo as complicações, de modo a atingir o objetivo final da sobrevivência hospitalar. Devido à complexidade da etiologia, das condições médicas, do tempo de salvamento e de outras restrições, o nível de salvamento da PCR nos diferentes hospitais é desigual[16] . Por conseguinte, encontrar um método de reanimação rápido, preciso e eficaz é um desafio para os profissionais de saúde.

Os investigadores sugeriram a existência de uma estreita correlação entre a PetCO2 e o débito cardíaco, o volume sistólico e a pressão de perfusão coronária e cerebral durante a RCP. Kalenda[17] relatou pela primeira vez uma diminuição da PetCO2 em doentes que não puderam ser reanimados e um aumento significativo da PetCO2 nos doentes em que foi possível obter ROSC. Falk e colaboradores[18] descobriram que a PetCO2 diminuiu de uma média de 1,4% antes da paragem para 0,4% após o início da paragem cardíaca. Em seguida, aumentou com a RCP e o RCE. Kern e os seus colegas[19] verificaram que o nível de PetCO2 previa uma reanimação bem sucedida após uma paragem cardíaca no hospital e fora do hospital. Em nosso estudo, descobrimos que a PetCO2 aumentou gradualmente no grupo de sucesso durante o processo de RCPA-RCP e aumentou ligeiramente de 2 a 5 minutos após a

RCPA-RCP, diminuindo progressivamente no grupo de insucesso ($P<0,05$). Valores de PetCO2 de 2,67kPa (20mmHg) ou menos discriminaram entre os 37 pacientes com ROSC e os 55 pacientes sem ($P<0,05$), e quando um valor de PetCO2 de 20 minutos de 2,67kPa (20mmHg) ou menos foi usado como um teste de triagem para prever ROSC, a sensibilidade e especificidade foram todas altas. também descobrimos que valores de PetCO2 abaixo de 1,9 kPa (14,3 mmHg) após 20 minutos de ALP-CPR são incompatíveis com ROSC. Este é o momento do fim da fase hemodinâmica da RPC-ALP. Estes valores podem representar um colapso hemodinâmico irreversível, com pressão de perfusão coronária ou miocárdica inadequada, ou podem representar pressões de perfusão fornecidas demasiado tarde (após a fase hemodinâmica), com consequente lesão tecidular irreversível .[20,21]

Os dados do nosso estudo, combinados com as conclusões de outros investigadores, fornecem um forte apoio para um limiar de reanimação de 2,67 kPa (20 mmHg) após 20 minutos de RCP com ALP. Os valores aos 20 minutos reflectem a "resposta" do doente aos esforços de reanimação. Recomendamos que os valores de PetCO2 aos 20 minutos (PetCO2 final) sejam classificados em relatórios do tipo Utstein. Os resultados do estudo confirmam que a PetCO2 pode desempenhar um papel fundamental no processo de decisão multifatorial de interromper ou não os esforços de reanimação.

A aplicação dos nossos resultados pode melhorar as regras de previsão clínica no terreno e reduzir o número de doentes com paragem cardíaca que são submetidos a esforços de reanimação prolongados e inúteis; além disso, há menos custos envolvidos na transferência do doente para o hospital.

Conclusão

Os níveis de PetCO2 devem ser monitorizados durante a RCPA e podem ser considerados como tendo um valor prognóstico para determinar o resultado dos esforços de reanimação. Os níveis de PetCO2 devem ser monitorizados durante a RCPA e considerados como um valor prognóstico útil para determinar o resultado dos esforços de reanimação e quando interromper a RCPA no terreno. Com base nos resultados do nosso estudo, acreditamos que a monitorização do PetCO2 deve ser incluída no suporte avançado de vida cardíaco e classificada em relatórios do tipo Utstein para fornecer informações sobre o estado dos pacientes que sofrem uma paragem cardíaca.

Agradecimentos

Este estudo foi apoiado pelo projeto de tópico opcional do 12.º Plano Quinquenal de Tecnologia Médica Militar (BWS11J077); patente de modelo de utilidade nacional (ZL.200920160376, ZL.200920164343.6); projeto de avanço de tecnologia médica da província de Henan (201303221); projeto focal de pessoal de liderança tecnológica de Zhengzhou (131PLJRC682)

Conformidade com as normas éticas

Conflito de interesses

Os autores declaram não ter qualquer conflito de interesses

Aprovação ética

Este estudo foi aprovado pelo comité de revisão ética do Hospital Popular de Zhengzhou.

Consentimento informado

Todos os familiares e tutores legais dos pacientes receberam uma explicação detalhada dos possíveis riscos e benefícios do estudo e foram autorizados a solicitar a interrupção do estudo em qualquer altura. Não foi obtido o consentimento informado.

Referências:

[1]Link MS, Berkow LC, Kudenchuk PJ, Halperin HR, Hess EP, Moitra VK, et al. Parte 7: Suporte Avançado de Vida Cardiovascular para Adultos: Atualização das Diretrizes da American Heart Association 2015 para Ressuscitação Cardiopulmonar e Cuidados Cardiovasculares de Emergência. Circulation. 2015;132:S444.

[2] Soar J, Nolan JP, Botti ger BW, Perkins GD, Lott C, Carli P, et al. Diretrizes do Conselho Europeu de Reanimação para a Reanimação 2015. LijeCnicki Vjesnik Glasilo Hrvatskoga LijeCnickog Zbora. 2015;18:488 -489.

[3]Grmec S, Krizmaric M, Mally S, Kozelj A, Spindler M, Lesnik B. Utstein style analysis of out-of-hospital cardiac arrest--bystander CPR and end expired carbon dioxide. Resuscitation. 2007;72:404-414.

[4]Rudner R, Jalowiecki P, Karpel E, Dziurdzik P, Alberski B, Kawecki P. Survival after out-of-hospital cardiac arrests in Katowice (Poland): outcome report according to the "Utstein style". Resuscitation. 2004;61:315-325.

[5] Zhang S, Liu Q, Han S, Zhang Z, Zhang Y, Liu Y, et al. Elevação e compressão abdominal padrão versus RCP. Medicina Complementar e Alternativa baseada em evidências. 2016;2016:1-8.

[6]Ahrens T, Schallom L, Bettorf K, Ellner S, Hurt G, O'Mara V, et al. End-tidal carbon dioxide measurements as a prognostic indicator of outcome in cardiac arrest. American journal of critical care: an official publication, American Association of Critical-Care Nurses. 2001;10:391.

[7] Marwick TH, Case CC, Siskind V, Woodhouse SP. Prediction of survival from resuscitation: a prognostic index derived from multivariate logistic model analysis. Resuscitation. 1991;22:129-137.

[8]Morrison LJ, Visentin LM, Kiss A, Theriault R, Eby D, Vermeulen M, et al. Validation of a rule for termination of resuscitation in out-of-hospital cardiac arrest. New England Journal of Medicine. 2006;355:478.

[9] Orliaguet GA, Carli PA, Janniere D, Sauval P, Delpech P. End-tidal carbon dioxide during out-of-hospital cardiac arrest resuscitation: comparison of active compression-

decompression and standard CPR. Annals of Emergency Medicine. 1995;30:48.

[10] Kolar M, Krizmaric M, Klemen P, Grmec S. Partial pressure of end-tidal carbon dioxide successful predicts cardiopulmonary resuscitation in the field: a prospective observational study. Critical Care. 2008;12:R115.

[11] Morino A, Shida M, Tanaka M, Sato K, Seko T, Ito S, et al. Parâmetros que afectam o volume corrente durante a compressão abdominal expiratória em doentes com ventilação mecânica prolongada por traqueostomia. Journal of Physical Therapy Science. 2015;27:2167-2169.

[12] Babbs CF. RCP com compressão abdominal interposta: uma revisão abrangente baseada em evidências. Resuscitation. 2003;59:71.

[13] Kim DH, Dong YR, Woo SH, Lee WJ, Seol SH, Jeong WJ. Síndrome de Mallory-Weiss aguda após ressuscitação cardiopulmonar por profissionais de saúde no departamento de emergência. Journal of Acute Disease. 2015;4:326-328.

[14].Field JM, Hazinski MF, Sayre MR, Chameides L, Schexnayder SM, Hemphill R, et al. Parte 1: resumo executivo: 2010 American Heart Association Guidelines for Cardiopulmonary Resuscitation and Emergency Cardiovascular Care. Circulation. 2010;122:S640.

[15]Wang GT ZSLQ. Aplicação clínica da ressuscitação cardiopulmonar por pressão abdominal: um relato de 40 casos. Chin J Emerg Med. 2015;24:1264-1267.

[16] Kayser RG, Ornato JP, Peberdy MA. Cardiac arrest in the Emergency Department: a report from the National Registry of Cardiopulmonary Resuscitation. Resuscitation. 2008;78:151-160.

[17].Kalenda Z. The capnogram as a guide to the efficacy of cardiac massage. Resuscitation. 1978;6:259-263.

[18] Falk JL, Rackow EC, Weil MH. End-tidal carbon dioxide concentration during cardiopulmonary resuscitation. New England Journal of Medicine. 1988;319:579- 580.

[19] Kern KB, Sanders AB, Voorhees WD, Babbs CF, Tacker WA, Ewy GA. Changes in expired end-tidal carbon dioxide during cardiopulmonary resuscitation in dogs: a prognostic guide for resuscitation efforts. Journal of the American College of Cardiology. 1989;13:1184-1189.

[20]Ewy GA. Cardiocerebral resuscitation: the new cardiopulmonary resuscitation. Circulation. 2005;111:2134-2142.

[21] Ewy GA. Reanimação cardíaca - quando é que é suficiente? New England Journal of Medicine. 2006;355:510-512.

Observação: O artigo foi publicado em J Complement Med Alt Healthcare J, 2017, 3(3): 1-

Secção 2 Resultados da investigação publicados numa série do Journal of the Chinese Medical Association

I Compressão torácica na RCP e abdominal ativa na RCP

Wang Lixiang, Song Wei, Zhang Sisen.

Centro de Emergência Médica, Hospital Geral da Polícia Armada Chinesa, Pequim 100039, China (Wang LX); Centro de Emergência Médica, Hospital Popular da Província de Hainan, Haikou 570311, Hainan, China (Song W); Departamento de Emergência e Medicina de Cuidados Críticos, Hospital Popular de Zhengzhou, Zhengzhou 450003, Henan, China (Zhang SS)

Autor correspondente: Wang Lixiang, Correio eletrónico: wjjjwlx@163.com

Resumo

A compressão torácica não pode ser aplicada eficazmente em determinadas situações, tais como deformidade da parede torácica, fratura de costelas ou hemopneumotórax. A reanimação cardiopulmonar por compressão-descompressão abdominal ativa (RCP-ACD) pode obter melhores resultados de reanimação em determinados doentes com paragem cardíaca (PCR). A AACD-RCP pode reforçar a elevada qualidade da reanimação cardiopulmonar (RCP) no "Guia de atualização da American Heart Association de 2015 para a reanimação cardiopulmonar e os cuidados cardiovasculares de emergência". Os dois métodos podem se complementar na direção oposta e implementar o "consenso nacional de 2016 sobre ressuscitação cardiopulmonar em RCP na China", que é uma parte importante da sabedoria da RCP chinesa. No artigo, comparamos a compressão torácica na ressuscitação cardiopulmonar padrão de um único socorrista (STD-CPR) e AACD-CPR com seus aspectos de causa, mecanismo, métodos e aplicação. Forneceremos uma referência importante sobre as técnicas de RCP-DT e RCP-AACD.

Palavras chave

Paragem cardíaca;Reanimação cardiopulmonar;Compressãodescompressão abdominal ativa;Compressão torácica

Nota: O artigo foi publicado em Chin Crit Care Med, dezembro de 2017, Vol.29, NO.12:1057-1061

II Relatório clínico multicêntrico de reanimação cardiopulmonar com elevação e compressão abdominal

Wang Lixiang , Song Wei , Zhang Sisen , Li Jing , Liu Qing , Wu Duohu , Ji Zhixin , Ma Wenjun , Chen Qiuyu, Wang Yujiao , Liu Yahua

Centro de Medicina de Emergência (Wang LX, Ma WJ, Chen QY, Wang YJ, Liu YH), Departamento de Administração Médica (Ji ZX), Hospital da Polícia Armada, Pequim 100086, China; Departamento de Medicina de Emergência, Hospital Popular de Hainan, Haikou 570311, China (Song IF, Wu DH); Departamento de Medicina de Emergência, Hospital Popular de Zhenzhou, Zhenzhou 450003, China (Zhang SS, Liu Q); Beijing GMR Medical Equipment Corporation, Beijing 100038, China (Li J)

Autor correspondente: Liu Yahua, Email : anewllS@ 163. com

[Resumo] Objetivo Estudar a eficácia e a segurança do método de elevação e compressão abdominal em doentes que sofreram uma paragem cardíaca (PCR). **Métodos** De acordo com os critérios de inclusão e exclusão, 72 pacientes do Hospital Popular de Hainan e do Hospital Popular de Zhengzhou foram inscritos para o estudo do método de elevação e compressão abdominal (ALC) de janeiro de 2014 a junho de 2015. Os marcadores de desempenho respiratório e circulatório de todos os pacientes foram registados e recolhidos após a RCP com ALC. Além disso, foram recolhidos os dados demográficos e os sinais clínicos dos pacientes. Foram calculadas as taxas de restauração da circulação espontânea (ROSC) e de ressuscitação bem-sucedida. A análise diferencial das taxas de

Foi efectuada uma análise univariada dos dados quantitativos e qualitativos do desenho do grupo. **Resultados** No total, foram incluídos 72 doentes. A taxa de ROSC foi de 15. 3% (11/72) após a utilização do equipamento ALC, e não houve diferença estatisticamente significativa na taxa de

ROSC (P = 0,566) entre ALC e pré-teste (13,0%). No entanto, em comparação com o grupo NT ressuscitado sem o uso do método ALC ou com o uso do método de compressão torácica, a taxa de ROSC foi significativamente melhorada no grupo ALC (15,3% *vs.* *0,*1%, P<0,01). **Conclusões** O equipamento de RCP de elevação e compressão abdominal é estável, portátil e seguro na prática. O método de RCP de elevação e compressão abdominal tem um papel proeminente no salvamento de doentes de paragens respiratórias e cardíacas e é suficiente para ultrapassar as desvantagens do método de RCP convencional.

[Palavras chave] Ressuscitação cardiopulmonar ; Elevação e compressão abdominal ; Taxa de circulação espontânea ; Equipamento de elevação e compressão abdominal

Nota: O artigo foi publicado em Chin J Emerg Med, março de 2017, Vol. 26, NO 3:333-336

III Aplicação clínica e observação do método de ressuscitação cardiopulmonar por compressão-descompressão abdominal no tratamento de pacientes com paragem cardíaca: 57 relatórios afiliados.

Qi Wentao, Peng Danyang, Zhang Sisen, Liu Qing, Liu Yahua, Li Jing, Wang Lixiang

Departamento de Urgências, Hospital Popular de Zhengzhou Afiliado à Universidade de Medicina do Sul, Zhengzhou 450003, Henan, China (Qi WT, Peng DY, Zhang SS, Liu Q); Centro de Urgências do Hospital Geral da Força Policial Armada Chinesa, Pequim 100039, China (Liu YH, Wang LX); Beijing GMR Medical Equipment Co.Ltd, Pequim 100038, China (Li J) Autor correspondente: Wang Lixiang, Email: wjjjwlx@163.com

Programa de financiamento: Projeto-chave de Ciência e Tecnologia Médica da Província de Henan (201303221); Projeto Geral de Investigação em Ciência e Tecnologia na cidade de Zhengzhou da Província de Henan (131PPTGG380-2); Projeto-chave de Líder de Ciência e Tecnologia na cidade de Zhengzhou da Província de Henan (131PLJRC682); Patente Nacional de Modelo de Utilidade (ZL20092 0164343.6,ZL200920160376.3,ZL201430044027.1)

[Resumo] Objetivo Observar o efeito diferente da ressuscitação cardiopulmonar de elevação abdominal e compressão para 57 casos de parada cardíaca. **Métodos** Métodos usando um design de grupo único variável, ressuscitação cardiopulmonar de elevação abdominal e compressão para 57 casos de parada cardíaca durante 2014.4 a 2016.4 no hospital popular de ZhengZhou, comparação de alterações da frequência cardíaca$_s$ Saturação transcutânea de oxigênio MAP e análise de gases sanguíneos. **Resultado** O Frequência cardíaca$_s$ Saturação transcutânea de oxigénio$_s$ PAM$_s$ PH$_s$ PaO_2 $_s$ HCO3- melhoraram obviamente (P < 0,05), a PaCO2 também melhorou (P > 0,05). A ressuscitação cardiopulmonar (RCP) por elevação e compressão abdominal rítmica pode ser utilizada em doentes com contra-indicações para a compressão torácica e merece ser utilizada na prática clínica.

[Palavras chave] Elevação e compressão abdominal; Ressuscitação cardiopulmonar; Paragem cardíaca; Desenho variável de grupo único

Nota: O artigo foi publicado na revista Chin Crit Care Med, julho de 2016, Vol.28, N.º 7:654-656

IV Observação clínica do método de reanimação cardiopulmonar por compressão-descompressão abdominal

Liu Qing, Zhang Sisen, Peng Danyang, Qi Wentao, Meng Zhijian, Liu Yahua, Li Jing, Wang Lixiang

Departamento de Emergência, Hospital Popular de Zhengzhou Afiliado à Universidade Médica do Sul, Zhengzhou 450003, Henan, China (Liu Q, Zhang SS, Peng DY, Qi WT,Meng ZJ,); Centro de Emergência do Hospital Geral da Força Policial Armada Chinesa, Pequim 100039, China (Liu YH, Wang LX); Beijing GMR Medical Equipment Co.Ltd, Pequim 100038, China (Li J)

Autor correspondente: Zhang Sisen, Email: 2362176700@qq.com

Programa de financiamento: Projeto temático opcional do 12º Plano Quinquenal de Tecnologia Médica Militar (BWS11J077); Patente Nacional de Modelo de Utilidade (ZL20092 0164343.6, ZL200920160376.3); Programa de financiamento: Projeto-chave de ciência e tecnologia médicas da província de Henan (201303221); Projeto-chave de liderança em ciência e tecnologia na cidade de Zhengzhou da província de Henan (131PLJRC682); Projeto geral de investigação em ciência e tecnologia na cidade de Zhengzhou da província de Henan (131PPTQG380-1);

[Resumo] Objetivo Explorar a aplicação clínica da ressuscitação cardiopulmonar (RCP) por elevação e compressão abdominal rítmica em doentes com paragem cardíaca. **Métodos** Foi feita uma análise retrospetiva dos dados clínicos de 15 pacientes com parada cardíaca no Centro de Emergência do Hospital Popular de Zhengzhou que foram resgatados com o uso do equipamento de pressão abdominal de abril a outubro de 2014.Entre os 15 pacientes havia 12 homens e 3 mulheres. Havia 3 pacientes com lesões múltiplas (sem trauma torácico e abdominal), 3 com trauma torácico múltiplo (sem trauma abdominal), 2 com deformidade torácica e choque, 3 com acidente vascular cerebral agudo, 2 com arritmia maligna e 2 com síndrome coronariana aguda. **Resultado** 5 dos 15 pacientes tinham contra-indicações à RCP convencional. A taxa de circulação espontânea é de 20%. **Conclusão** A ressuscitação cardiopulmonar (RCP) por elevação e compressão abdominal rítmica pode ser utilizada em doentes com contra-indicações para a compressão torácica e merece ser utilizada na prática clínica.

[Palavras-chave] Elevação e compressão abdominal; Ressuscitação cardiopulmonar; Paragem cardíaca; Taxa de circulação espontânea

Nota: O artigo foi publicado em Chin Crit Care Med, dezembro de 2015, Vol . 27*l* No.12:1011-1012.

V Investigação da aplicação clínica da ressuscitação cardiopulmonar (RCP) por elevação e compressão abdominal: Relato de 40 casos.

Wang Guotao, Zhang Sisen, Liu Qing, Han Shupeng, Liu Bianhua, Liu Yahua, Li Jing, Wang Lixiang. Departamento de Emergência, Southern Medical University Affiliated Zhengzhou People's Hospital, Zhengzhou 450003, Henan, China (Zhang Si-sen, Wang Guo-tao, Liu Qing, Han Shu-peng, Liu Bian-hua), Emergency Medical Center, General Hospital Of Chinese Armed Police Forces, Beijing 100039, China (Liu Ya- hua, Wang Li-xiang), Beijing GMR medical equipment CO.,LTD (Li Jing)

***Autor correspondente:Zhang** Sisen,E-mail:zhangsisen@sohu.com*

***Autor correspondente comum:** Wang Lixiang,Email:wjjjwlx@163.com*

Programa de financiamento: Projeto temático opcional do 12.º Plano Quinquenal de Tecnologia Médica Militar (BWS11J077); Patente Nacional de Modelo de Utilidade (ZL20092 0164343.6, ZL200920160376.3); Projeto-chave de Ciência e Tecnologia Médicas da Província de Henan (201303221); Projeto-chave de Líder de Ciência e Tecnologia na cidade de Zhengzhou da Província de Henan (131PLJRC682).

[Resumo] O objetivo deste estudo foi avaliar o valor da aplicação clínica do instrumento de ressuscitação cardiopulmonar de elevação e compressão abdominal e compará-lo com a ressuscitação cardiopulmonar padrão. Oitenta e três doentes com paragem cardíaca foram distribuídos por dois grupos de estudo, de acordo com o projeto: ressuscitação cardiopulmonar por elevação e compressão abdominal (grupo ALP-RCP, n=40) e ressuscitação cardiopulmonar padrão (grupo STD-RCP, n=43), tendo sido registados os parâmetros hemodinâmicos e o resultado da análise dos gases sanguíneos antes da RCP (T0) e a duração da RCP (T1), após 30 minutos e 60 minutos de recuperação da circulação espontânea (ROSC). As avaliações de segurança, estabilidade e portabilidade foram efectuadas de acordo com os comentários dos operadores. **Resultado** A ALP-RCP e a STD-RCP podem produzir uma pressão sanguínea circulante eficaz, e a STD-RCP pode fornecer uma pressão mais elevada (58,49±14,57 vs 67,27±9,91, $P=0$,001), mas a taxa de ROSC de

Apesar de ambas as medidas de RCP poderem melhorar o resultado dos gases sanguíneos, não existe uma diferença significativa entre elas relativamente à idade e ao sexo**. Conclusão** O instrumento de ressuscitação cardiopulmonar de elevação e compressão abdominal é adequado para os doentes, especialmente para os doentes com contra-indicações para compressões torácicas, o que oferece uma nova forma de ressuscitação cardiopulmonar e aumenta o método de ressuscitação cardiopulmonar, tendo um valor clínico significativo.

[Keyword] Elevação e compressão abdominal;RCP;Paragem cardíaca;ROSC

Nota: O artigo foi publicado em Chin J Emerg Med, novembro de 2015, Vol. 24, NO. 11:1264-1267.

VI Valor preditivo da pressão parcial do dióxido de carbono expirado no efeito da ressuscitação cardiopulmonar ativa por compressão-descompressão abdominal e da proteína S100B sérica na função cerebral.

Wang Hongwei, Sha Xin, Zhang Sisen, Jiao Xianfa, Zhao Longxian, Cen Yingxin, Song Wei, Li Jing, Wang Lixiang

Department of Emergency and Critical Care Medicine, Affiliated Zhengzhou People's Hospital, Southern Medical University, Zhengzhou 450003, Henan, China [Wang HW, Sha X, Zhang SS, Cen YX, (Wang HW e Cen YX são mestres de leitura na Segunda Escola de

Medicina Clínica da Southern Medical University, Sha X é mestre de leitura na Xinxiang Medical University)]; Department of Emergency, Sanmenxia Central Hospital, Sanmenxia 472000, Henan, China (Zhao LX); Hainan Provincial People's Hospital Emergency Medical Center, Haikou 570311, Hainan, China (Song W); Beijing GMR Medical Equipment Company, Ltd. Beijing 100038, China (Li J); Emergency Medical Center, China Armed Police General Hospital, Beijing 100039, China (Wang LX)

Autor correspondente: Zhang Sisen, Email: 2362176700@qq.com

[Resumo] Objetivo Explorar o valor preditivo da pressão parcial do dióxido de carbono expirado (PETCO2) sobre o efeito da ressuscitação cardiopulmonar por compressão abdominal ativa-descompressão (AACD-CPR) e da proteína séricaS100B na função cerebral. Métodos Foram inscritos 142 doentes adultos com paragem cardíaca intra-hospitalar (IHCA) AACD-CPR no Hospital Popular de Zhengzhou, Universidade Médica do Sul Afiliada, de setembro de 2014 a dezembro de 2017. Os pacientes foram divididos em grupo de sucesso e grupo de falha de acordo com a restauração da circulação espontânea (ROSC) ou não; e, em seguida, de acordo com as categorias de desempenho cerebral de Glasgow-Pittsburgh (CPC) um mês após o ROSC, o grupo de sucesso foi dividido em grupo de bom prognóstico (CPC 1-2) e grupo de mau prognóstico (CPC 35). Foram analisadas as variações hemodinâmicas, do índice de gases no sangue arterial, do PETCO2 e do nível sérico da proteína S100B (25 indivíduos saudáveis como valor de referência do nível normal da proteína S100B) durante a recuperação. O valor preditivo da PETCO2 sobre o efeito da AACD-CPR e da proteína S100B sérica na função cerebral de pacientes com ressuscitação bem-sucedida foi analisado pela curva caraterística de operação do recetor (ROC). Resultados φ De acordo com os índices qualitativos tradicionais, como pulsação da grande artéria, vermelhidão dos lábios e extremidades, flutuação espontânea do tórax, estreitamento da pupila, existência de reflexo superficial, etc., 54 em 142 pacientes com IHCA foram ressuscitados com sucesso; 57 casos foram ressuscitados com sucesso através da orientação do PETCO2, não houve diferença significativa entre os dois grupos ($\chi 2$ = 0,133, P = 0,715). Com a AACD-RCP, a pressão arterial parcial de oxigénio (PaO2) e a pressão arterial parcial de dióxido de carbono (PaCO2) de 142 pacientes com PCR melhoraram em diferentes graus; a frequência cardíaca (FC), a pressão arterial média (PAM), a PaO2 e a PaCO2 melhoraram ainda mais 20 minutos após o RCE. No início da AACD-RCP, a PETCO2 de ambos os grupos era de cerca de 10 mmHg (1 mmHg = 0,133 kPa). A PETCO2 foi aumentando gradualmente até atingir mais de 20 mmHg no grupo bem-sucedido durante o processo de AACD-RCP; o grupo que falhou aumentou ligeiramente no espaço de 2 a 5 minutos, tendo depois diminuído gradualmente para menos de 20 mmHg, verificando-se uma diferença significativa na PETCO2 entre os dois grupos em cada momento. A área sob o ROC (AUC) do PETCO2 aos 20 minutos de RCP na previsão do resultado da reanimação foi de 0,969, o intervalo de confiança de 95% (IC95%) foi de 0,943-0,995 (P = 0,000), quando o valor de corte do PETCO2 foi de 24,25 mmHg, a sensibilidade foi de 90,7% e a especificidade foi de 96,6%. O nível de proteína S100B sérica 0,5 horas após o RCE no grupo de bom prognóstico e no grupo de mau prognóstico foi significativamente superior ao do grupo de controlo normal; não houve diferença significativa entre o grupo de mau prognóstico e o grupo de bom prognóstico. A concentração da proteína S100B do grupo de mau prognóstico atingiu o pico no espaço de 3-6 horas, tendo depois diminuído gradualmente, e foi superior à do grupo de controlo normal no período de 72 horas do ROSC; o grupo de bom prognóstico diminuiu gradualmente e recuperou para o grupo de controlo normal no período de 72 horas do ROSC. A AUC de S100B 3 horas após o ROSC na previsão do prognóstico da função cerebral foi de 0,925, 95% CI foi de 0,867-0,984 (P = 0,000), quando o valor de corte da proteína S100B foi de 1,215 μgZL, a sensibilidade foi de 85,2% e a especificidade foi de 85,5%. Conclusão A variação do PETCO2 pode ser usada como um índice objetivo para prever o sucesso da AACD-CPR e a proteína S100B sérica pode ser usada como um índice clínico objetivo para prever a função cerebral após a AACD-CPR, tendo ambos alguma referência e significado orientador para o tratamento clínico.

[Compressão-descompressão abdominal ativa;
Reanimação cardiopulmonar; Restabelecimento da circulação espontânea;
Pressão parcial do dióxido de carbono corrente final; proteína S100B

Programa de financiamento: Projeto-chave de ciência e tecnologia médicas da província de Henan da China (201303221); Projeto-chave de apoio a talentos inovadores em ciência e tecnologia da província de Henan da cidade de Zhengzhou (131PLJRC682); Projeto de investigação científica e tecnológica da província de Henan da cidade de Zhengzhou (20140452).

Nota: O artigo foi publicado na Chin Crit Care Med, fevereiro de 2018,
Vol.30/ No.2:117-122.

VII O abdómen é indispensável na reanimação cardiopulmonar: sobre a superioridade e complementação do tórax *vs.* abdómen na reanimação cardiopulmonar.

WANG Li-xiang[1] , MENG Qing-yi[2*]

[1]Centro de Emergência, Hospital Geral das Forças Armadas da Polícia Popular Chinesa, Pequim 100039, China[2] Departamento de Emergência, Hospital Geral da PLA, Pequim 100853, China

[*]Autor correspondente, E-mail: mqy301@sina.com

Este trabalho foi apoiado pelo Projeto "Twelfth Five-Year Plan" da Ciência e Tecnologia Médica Militar (BSW11J077)

[Resumo] O abdómen é um local indispensável para a reanimação cardiopulmonar, e a combinação com o tórax para manter a circulação artificial é a futura direção da investigação em medicina de precisão. Este artigo aborda a importância do abdómen na reanimação cardiopulmonar e analisa o mecanismo de reanimação do tórax, do abdómen e da combinação torácica-abdominal para a recuperação do coração e dos pulmões. As respectivas vantagens e pontos complementares da compressão do tórax e do abdómen para a reanimação cardiopulmonar também foram discutidos.

[Palavras chave] ressuscitação cardiopulmonar; paragem cardíaca; tórax; abdómen.

Nota: O artigo foi publicado em Med J Chin PLA, fevereiro de 2017, Vol. 42, No. 2:117-119.

VIII Investigação da aplicação clínica da ressuscitação cardiopulmonar por compressão/descompressão abdominal ativa.

Li Min, Song Wei, Ouyang Yanhong, Wu Duohu, Zhang Jun, Li Jing, Wang Lixiang

Emergency Medical Center, Hainan Provincial People's Hospital, Haikou 570311, Hainan, China (Li M, Song W, Ouyang

YH, Wu DH, Zhang J); Peking Germari Medical Equipment Limited Company, Beijing 100038, China (Li J); Emergency

Centro Médico, Hospital Geral da Força Policial Armada Chinesa, Pequim 100039, China (Wang LX)

Autor correspondente: Wang Lixiang, Correio eletrónico: wjjjwlx@163.com

Programa de financiamento: Programa de ciência e tecnologia médica militar durante o 12° período do plano quinquenal (BWS11J077);

Patente Nacional de Modelo de Utilidade (ZL 2009 2 0164343.6, ZL 2009 2 0160376.3, ZL 2014 3 0044027.1)

Nota: O artigo foi publicado em Chin Crit Care Med, julho de 2016, Vol.28, No.7:651-653.

Capítulo 8

A aplicação Perspetiva de aplicação do CPR

Desde a antiguidade, o povo chinês tem procurado a recuperação, e a busca nunca parou. Nessa altura, houve poucos avanços no desenvolvimento da reanimação cardiopulmonar na China moderna, especialmente na taxa de sucesso e na taxa de sobrevivência da reanimação cardiopulmonar. Nessa altura, considerava-se sobretudo uma única técnica, ignorando a fusão da RCP moderna com a tecnologia global do nosso país, o que conduzia a defeitos de conceção de topo, à falta de um conceito estratégico global e enfraquecia a competitividade internacional. É imperativo estabelecer uma integração científica, rigorosa e realista da RCP chinesa com uma direção clara, uma base de apoio no continente, uma lei de controlo e um renascimento.

A prática clínica provou que tanto a RCP normal como a RCP melhorada com compressões torácicas tinham certas limitações e deviam garantir uma pressão suficiente para os socorristas e a amplitude da pressão, caso contrário seria fácil causar uma nova lesão. Quando da reanimação, havia um aumento do risco de doenças infecciosas na reanimação boca-a-boca, que era por vezes rejeitada pelo socorrista, dificultando a aplicação efectiva da RCP. Em resposta aos muitos problemas da RCP padrão, surgiu o novo método de "pressão abdominal".

Geddes e Pargett utilizaram animais como a experiência de recuperação da pressão abdominal em suínos, utilizando o índice de perfusão da artéria coronária (índice de perfusão da artéria coronária, IPC) como índices de observação para avaliar o efeito de recuperação da RCP tradicional e da pressão abdominal simples (apenas compressões abdominais, CAO), os resultados confirmaram que a CAO pode aumentar a taxa de perfusão da artéria coronária e não prejudicou a função de outras vísceras. Foi possível fornecer ventilação suficiente para a produção de uma circulação eficaz e de um fluxo sanguíneo coronário. Estes resultados forneceram uma base experimental para a implementação da reanimação abdominal. Um estudo tinha constatado que, se se inserisse uma pressão abdominal após a compressão torácica, o fluxo sanguíneo da RCP poderia ser o dobro. Em comparação com a RCP tradicional, a taxa de perfusão da artéria coronária pode ser aumentada em cerca de 60%, sem prejudicar a função do órgão. Estes resultados forneceram uma base teórica para a criação do método OAC-CPR.

Lixiang Wang concebeu um dispositivo de RCP de compressão abdominal e desenvolveu um dispositivo de sucção do abdómen, com uma pega em ambos os lados da ventosa e uma elevação e pressão rítmicas em ambas as mãos. Este instrumento inventado teve um significado marcante que fez com que a teoria da RCP do busto e dos membros inferiores se combinasse na prática clínica, sendo a forma estereoscópica do tórax, abdómen e membros o conceito-chave da reanimação cardiopulmonar cerebral. Como é do conhecimento de todos, a ligação e o desenvolvimento eram as caraterísticas gerais da dialética materialista, o progresso e o desenvolvimento da RCP não se destinavam a isolar a miopia, o conceito estereoscópico de ressuscitação cardiopulmonar cerebral, que era o conceito dimensional de ressuscitação cardiopulmonar cerebral, e que estabeleceu a integração e a tecnologia da RCP no desenvolvimento da China.

8.1Visão geral da ressuscitação cardiopulmonar tóraco-abdominal-dos membros

O corpo humano e a natureza eram como uma parte inteira, inseparável. As mudanças da natureza afectam o corpo humano em qualquer momento, e os seres humanos também mantêm uma vida normal no processo de adaptação à natureza e de mudança da natureza. O corpo como um todo orgânico, também entre os vários componentes de uma parte integrante da estrutura, coordenando o suplemento sobre a função, influenciam-se mutuamente em patologia, a própria integridade e unidade do corpo dentro e fora do ambiente é o conceito geral. O conceito global de reanimação cardiopulmonar salienta que a nossa forma de pensar não pode "curar a dor de cabeça, o pé doloroso da medicina do pé", mas deve estabelecer uma noção estéreo do tórax, do abdómen e dos membros, para uma aplicação global e flexível da reanimação cardiopulmonar cerebral. Como parte integrante, cada parte do corpo estava ligada entre si e era a causa e o efeito uma da outra. No caso de um tabu de compressão torácica única ou de não se conseguir obter um efeito de recuperação ideal, uma abordagem diferente e a utilização da tecnologia de reanimação cardiopulmonar com pressão abdominal, com base numa compressão torácica única, adicionada com esta posição abdominal, pressão abdominal a aplicação da tecnologia de RCP, compensou os defeitos dos métodos tradicionais de RCP, evitou o tabu tradicional de compressão torácica, aperfeiçoou a deficiência da compressão torácica tradicional. Se a compressão torácica fosse impossível, a compressão abdominal poderia ser considerada, e o seu efeito era extraordinário. Quando nos deparamos com dificuldades no processo de salvamento, devemos mudar de ideias imediatamente, alargar o nosso pensamento e integrar os nossos pensamentos, e passaremos um bom bocado em todo o processo. Esta era a ideia da RCP a partir do tórax-abdómen.

8. 2RCP dimensional tórax-abdómen-membros

A ideia de tempo e espaço foi formada pelos seres humanos na produção a longo prazo e na prática viva e histórica, e gradualmente percebeu a relação entre espaço, tempo e movimento físico. Bruno e Galileu defendiam que o tempo e o espaço eram as formas absolutas da matéria, e apresentaram a ideia de espaço-tempo infinito, ou seja, o conceito de tempo e espaço. A visão do tempo e do espaço era para a tecnologia de reanimação cardiopulmonar, é a garantia do tempo. A coordenação no espaço. A tecnologia dialética, era a garantia do tempo, a coordenação no espaço. A visão materialista dialética do espaço-tempo defendia que o tempo era unidimensional, passado, presente e futuro. Elementos como o tempo a considerar, no passado, devem concentrar-se na prevenção e no tratamento da paragem cardíaca antes, no estado atual, devem prestar atenção ao tempo de validade do método de recuperação da paragem cardíaca e dos doentes com paragem cardíaca com o tempo não era claro, a particularidade do método PRC. No futuro, o tratamento após a paragem cardíaca foi enfatizado, e o tratamento a curto e a longo prazo deve ter as suas próprias caraterísticas. O Professor Zhongjie He tem defendido a ideia de 10 minutos de primeiros socorros de platina durante todos estes anos, que consistia em tratar melhor os doentes num período de tempo limitado para conseguir salvar o máximo de vidas. Todos estes aspectos foram considerados na perspetiva do tempo para salvar vidas, pelo que não podíamos inverter as ideias. A parte superior do tórax e os membros inferiores do corpo humano, incluindo a parte superior e inferior, eram um sistema espacial de recuperação tridimensional. O tórax, o abdómen e os membros faziam parte do espaço. Ressuscitação cerebral cardiopulmonar estéreo peito-abdómen-membros, nos membros de doentes com compressão torácica em fase de relaxamento, a metade inferior dos doentes com sangue será transferida para a parte superior do corpo, num curto espaço de tempo, ou seja, haveria 500-1000m de sangue foi espremido para o círculo central, levou à redistribuição do fluxo sanguíneo sistémico, aumentou o volume sanguíneo da aorta e da artéria carótida, aumentando assim a pressão arterial média, melhorou o prognóstico dos doentes com sistema nervoso de RCP, aumentou a taxa de sucesso de salvamento dos doentes de RCP, de certa forma a mudança sistémica do corpo em forma de espaço de flexão e extensão.Na pressão abdominal durante a RCP, através da elevação e pressão do abdómen, a cavidade abdominal causada por alterações de volume, de modo a que a pressão interna e a pressão intratorácica se alterem, e fez pleno uso do mecanismo de "bomba", "bomba torácica", "bomba pulmonar" e "bomba de sangue", que teve um bom efeito de recuperação. O exemplo acima foi dado no processo de mudança da acumulação quantitativa de alterações espaciais, acabando por se conseguir essencialmente uma mudança constante, fazendo com que os resultados fossem subitamente esclarecidos, formando assim o conceito tridimensional de RCP peito-abdómen-membros.

8.3Visão do sistema de RCP tridimensional tórax-abdómen-membros

A visão de sistema pela interação interdependente da combinação de várias partes, era o todo orgânico com uma função específica. Ao mesmo tempo, o todo orgânico pertence a uma parte de um sistema maior. O sistema do corpo humano era capaz de completar uma ou várias funções fisiológicas de vários órgãos em conjunto, de acordo com uma determinada estrutura ordenada. Estes órgãos influenciam-se mutuamente e dependem da sua própria função, mas não podem existir independentemente, o que constitui um conceito de sistema. Visão sistemática do conceito de reanimação cardiopulmonar cerebral estéreo tórax-abdómen-membros, e não um único tórax, abdómen ou corpo da tecnologia de reanimação cardiopulmonar. Como um todo, atribuía importância à construção do seu sistema, incluindo a reunificação completa da reanimação cardiopulmonar cerebral, o ponto de apoio era atribuir importância tanto ao coração como ao pulmão, devendo prestar-se mais atenção à proteção do cérebro e à recuperação.

Como é do conhecimento geral, os danos causados pela paragem cardíaca não se limitam a um único órgão ou a um órgão cardiopulmonar. A isquemia cerebral, a hipoxia e as lesões e disfunções nervosas durante a hipoperfusão cerebral no processo de RCP foram o fator vital que causou a baixa taxa de sobrevivência e as lesões irreversíveis da função nervosa. Por conseguinte, era muito importante aumentar a circulação cerebral e o fornecimento de oxigénio sanguíneo para manter a perfusão do tecido cerebral o mais cedo possível, pelo que a direção do desenvolvimento da RCP deve atribuir mais importância à construção do sistema para conseguir uma recuperação total. A RCP com pressão abdominal de encaixe baseava-se na junção da compressão torácica normal com a compressão abdominal no momento do relaxamento. O seu mecanismo de ação era a chave para utilizar a contra-pulsação da aorta abdominal, maximizando o aumento da pressão de pulso aórtica e produzindo uma pressão diferencial arteriovenosa, garantindo assim a perfusão sanguínea de órgãos e tecidos importantes. Um grande número de literatura relata que o método de reanimação cardiopulmonar (RCP) com pressão abdominal, aumentou o fluxo sanguíneo da artéria carótida, melhorou a pressão de perfusão cerebral. Foi benéfico para a tecnologia de suporte do circuito de recuperação do cérebro, as compressões torácicas e os sistemas de pressão abdominal combinados com perfeição para obter o efeito de que um mais um era maior do que dois, era a visão dos sistemas estéreo tórax-abdómen-membros da ressuscitação cardiopulmonar cerebral.

8. 4Método RCP do tórax-abdómen-membros

Era necessário descobrir o método e o processo para resolver todos os problemas. No caso da RCP, o objetivo era salvar a vida dos doentes. Há algumas centenas de anos, os europeus aplicavam o dorso de um cavalo ao homem que se estava a afogar, colocando o doente no dorso do cavalo, fazendo com que o cavalo saltasse e se sacudisse, após algum tempo, as pessoas que se estavam a afogar podiam recuperar. Os chineses também colocavam a criança que se estava a afogar no ombro do salvador, para que este levantasse as pernas e corresse, obtendo o mesmo sucesso. Este era um caso clássico devido à aplicação da lei, à aplicação da terra, ao exemplo da aplicação da lei. Ao chocar e bater, o abdómen e a extrusão do tórax dos socorridos, ao mesmo tempo, desempenhava o papel de bomba torácica e abdominal, a extrusão e a turbulência do tórax, fazia a alteração da pressão intra-abdominal, juntava todos os músculos para subir e descer, desempenhou um papel importante na respiração abdominal, igualando a diferença entre o tórax, o abdómen, a ressuscitação cerebral estéreo dos membros, o princípio da "bomba pulmonar", foi também o protótipo da ressuscitação cardiopulmonar abdominal. Na contemporaneidade, com base nas bases anatômicas e fisiológicas da circulação e respiração em combinação com a prática clínica individualizada de RCP, o autor apresentou a barriga para cima para apertar sob pressão, o diafragma, compressão torácica articular, pressão da aorta abdominal plug-in, postura pressurizada, tórax, abdômen, ventilação, abdômen e pressão diastólica, pressão pneumática membros inferiores etc. Série de métodos de RCP. Tal como a pressão da aorta abdominal plug-in, a pressão da aorta abdominal na compressão do tórax foi efectuada ao mesmo tempo que a RCP normal. Na fase de relaxamento, a pressão da aorta abdominal era aplicada ao mesmo tempo que a RCP normal, a aorta abdominal e a compressão torácica durante o período de relaxamento. O aumento do fluxo sanguíneo na circulação cerebrovascular foi a tecnologia de contrapulsação da aorta com a combinação da RCP tradicional. A RCP com pressão abdominal foi efectuada com a ajuda de um dispositivo de pressão abdominal concebido pelo próprio. O instrumento foi colocado na zona superior do abdómen dos doentes. A tecnologia de pressão negativa foi utilizada para formar o dispositivo de pressão negativa, de modo a garantir que o fundo do instrumento e a pele abdominal ficassem firmemente ligados. Os socorristas dos doentes com pressão lateral manuseiam-no através da menção de uma alternância contínua de 100 vezes/minuto, exercendo uma pressão descendente de 40~50kg sobre a força de 20~30kg. A ressuscitação cerebral cardiopulmonar tridimensional com tórax-abdómen-lombares foi colocada em várias partes do corpo e os factores relacionados em diferentes tempos e espaços para pensar, a melhor combinação da coordenação orgânica e uma variedade de factores poderiam obter um melhor efeito.

8.5O modelo de RCP tridimensional tóraco-abdómen-ombro

Os padrões eram o padrão das coisas. O padrão de RCP tórax-abdómen-corpo era a combinação do tórax, do abdómen e dos membros em diferentes modelos de recuperação para obter o melhor efeito de recuperação. Por exemplo, o rácio entre a compressão torácica aconselhada e a ventilação artificial foi regulado para 30:2 em relação ao rácio primário de 5:1 ou 15:2 das diretrizes iniciais de RCP. Assim, o tempo de compressão torácica foi poupado. Após a finalização da compressão torácica, a ventilação artificial que se seguiu separou-se da compressão externa do tórax e causou problemas respiratórios durante a circulação. A partir da experiência animal anterior e da prática clínica, a RCP por compressão abdominal não só pode considerar a circulação, mas também pode obter uma ventilação eficaz. É necessário efetuar 2 vezes a ventilação artificial após 30 vezes de compressão torácica, seguidas de 2 vezes de compressão abdominal. Este método pode abranger a circulação e a respiração. A RCP nas *Diretrizes Internacionais de Ressuscitação Cardiopulmonar de 1992* abriu caminho para a compressão abdominal plug-in nas *Diretrizes Internacionais de RCP de 2010*, que era uma combinação de RCP torácica e RCP abdominal. Com base na compressão torácica padrão, o método exigia a compressão na área central do abdómen, no umbigo e no xifoide na área abdominal durante o período de relaxamento, a profundidade, a frequência e o ritmo da compressão eram semelhantes aos da compressão torácica. O aumento da pressão aórtica diastólica e do retorno venoso melhorou a perfusão do fluxo sanguíneo coronário e cerebral. Em conclusão, de acordo com o conceito de ressuscitação individualizada, o arranjo científico, a colocação e a combinação de RCP torácica e ventral podem alcançar o efeito de recuperação com metade do esforço.

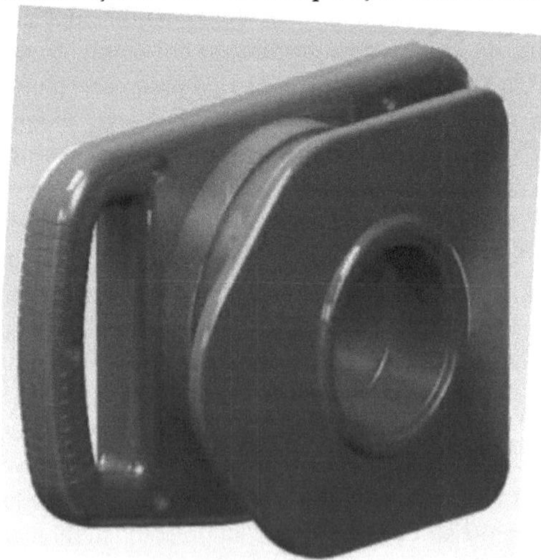

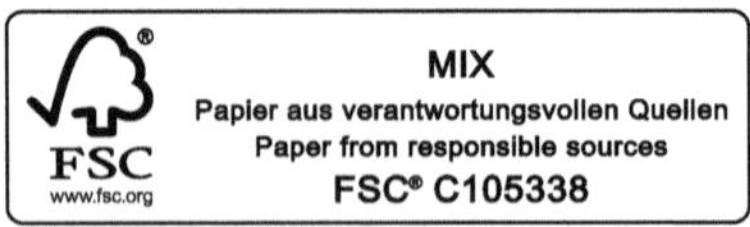

Printed by Books on Demand GmbH, Norderstedt / Germany